MÉMOIRE

SUR LA SPÉCIALITÉ

DES NERFS DES SENS,

PRÉSENTÉ

A L'ACADÉMIE ROYALE DES SCIENCES,

LE 11 JANVIER 1836;

PAR

Philippe Gabriel PELLETAN,

Docteur en médecine,

ancien chirurgien de 2ᵉ classe aux ambulances de la garde impériale, ancien aide
de l'école Clinique de chirurgie
établie pour la Faculté de médecine dans l'Hôtel-Dieu de Paris,
médecin honoraire du bureau de bienfaisance
du 11ᵉ arrond., membre de la Société de chimie médicale,
et de la Légion-d'Honneur.

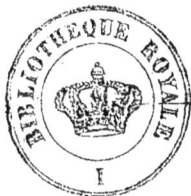

PARIS,

DE L'IMPRIMERIE DE BOURGOGNE ET MARTINET,

RUE JACOB, 30,

1837.

AVANT-PROPOS.

Depuis 1832, m'étant plus spécialement occupé de l'action des substances médicamenteuses sur les sens du goût et de l'odorat, j'arrivai progressivement, et par suite de l'enchaînement des faits, à traiter d'une manière générale la question de la spécialité des nerfs des sens.

Le 21 septembre 1835, je me fis inscrire à l'Académie des sciences pour obtenir l'honneur de lui communiquer mes résultats. Le 4 janvier 1836, prévoyant que de long-temps encore je ne pourrais obtenir la parole, j'adressai mon mémoire à M. le président de l'Académie, en le priant de vouloir bien en communiquer les conclusions à la savante société. Cet honneur me fut accordé sur la demande d'un des membres, formalité de rigueur. MM. Flourens, Magendie et Serres furent nommés commissaires. Mais comme j'avais le malheur de combattre les opinions de quelques membres de l'Académie, au nombre desquels se trouvaient deux de mes commissaires, il est bien naturel que l'on ait été mécontent de voir mes conclusions insérées dans le compte-rendu de la séance académique du 11 janvier. Cependant il ne faut pas croire pour cela que les illustres académiciens aient la prétention d'être infaillibles, c'est une conséquence toute simple de l'esprit de corps.

Plus tard, ayant eu à grand'peine le bonheur d'obte-

nir la réunion de mes commissaires, je leur présentai,
comme je le devais, les pièces anatomiques prouvant
l'existence de nerfs qui, par hasard, avaient échappé
aux savantes investigations de deux d'entre eux, parce
que, pour découvrir ces nerfs, il faut disséquer à la
loupe et à la vive lumière du soleil. Néanmoins, je
ne fus pas étonné que M. Serres ne voulût point se
rendre à l'évidence des faits qui ruinaient une de ses
brillantes hypothèses, de même qu'il était tout naturel
que M. Flourens, qui n'avait d'autre intérêt que la vérité, pensât que mes préparations ne laissaient rien à
désirer, et qu'il me fît l'honneur de les accepter pour
être placées dans la collection anatomique du Muséum
d'histoire naturelle de Paris.

La vive opposition que je rencontrais tenant à un vouloir que rien ne peut faire céder, il était évident que
mon mémoire resterait enseveli, comme tant d'autres,
dans d'honorables cartons, à moins qu'il me fût possible
d'avoir des commissaires, non juges et parties. La seule
chance qui me restait, pour arriver à ce but, était de
présenter mon mémoire pour le prix de physiologie ; ce
que je fis le 26 avril 1836. Le sort me fut encore contraire;
car, parmi les cinq commissaires désignés pour la commission des prix, se trouvaient MM. Magendie et Serres,
plus M. Duméril, dont je combats un des premiers tra-
vaux ; les deux autres commissaires sont MM. Dumas
et de Blainville ; de sorte que la majorité de la commission doit être bien certainement contre mon travail ; en
outre, si M. de Blainville, comme M. Flourens, pense que
j'ai raison, le premier de ces deux savants, loin de re-

garder le résultat de mes recherches anatomiques comme
nouveau, le trouve parfaitement connu, et selon lui, il
l'aurait fait voir à tout le monde (1). J'appris de ce
savant : « que si le contraire est soutenu, c'est qu'il y a
» des personnes qui ne veulent pas voir, qui veulent que
» 2 et 2 fassent 5 et non 4, et que dans ce cas-là il faut
» les laisser ; que les académiciens, ce qui est concevable,
» ne peuvent se faire la guerre, et que le public, s'il con-
» naissait mieux l'esprit des corps savants, ne prendrait
» pas au sérieux les prétendus faits imprimés dans certains
» ouvrages, lors même que ces ouvrages, tels que celui de
» l'Anatomie comparée du cerveau, auraient été couronnés
» par l'Académie des sciences. » Il me fut ensuite tout aussi
clairement prouvé que les commissions, nommées pour
juger les ouvrages admis au concours, étaient souverai-
nes, de sorte que leurs décisions, prises à la majorité,
sont sans recours, et par conséquent non discutées
lorsqu'elles sont communiquées à l'Académie ; enfin que
ces commissions n'avaient pas besoin de motiver le re-
jet qu'elles faisaient des ouvrages ; ce qui voulait me
dire que mon mémoire, toutes choses égales d'ailleurs,
et malgré la bonne volonté des personnes qui voient ce
qui est (1), serait mis de côté. Mais il me fut aussi dit,
en forme de consolation, qu'on ne devait point prendre

---

(1) Aucun ouvrage, à ma connaissance, ne constate ce second dire,
pas même ceux de M. de Blainville ; de plus, cet anatomiste n'ayant
pas cherché le nerf de la taupe chez le fœtus, n'a certainement pas pu
l'isoler, dans toute sa longueur, jusqu'à son arrivée à l'œil.

(2) Ce qui prouve toute la sincérité de M. de Blainville lorsqu'il me faisait
connaître toutes ces choses, c'est qu'il n'avait pas encore lu mon mémoire dont il est le rapporteur près de la commission.

à cœur ces revers qui n'atteignent ni l'honneur, ce qui se conçoit, ni le savoir.

Là devait pour moi se terminer le désir d'obtenir le jugement d'une Académie dont les arrêts ont été si long-temps vénérés dans le monde savant.

Aujourd'hui je réclame l'indulgence du petit nombre qui voudra bien lire mon travail; par reconnaissance je souhaiterai grande patience et grand courage aux per-sonnes qui veulent faire connaître la vérité en dépit de la camaraderie.

MÉMOIRE

SUR LA SPÉCIALITÉ DES NERFS DE L'ODORAT, DU GOUT ET DE LA VUE.

§ Iᵉʳ.

Dans un examen des expériences que M. le docteur Jœrg, professeur à l'Université de Leipsig, a faites sur l'action de quelques médicaments (1), ayant constaté rigoureusement les impressions transmises par l'odorat et le goût, je fus ensuite conduit à reconnaître que les faits opposés à la spécialité des nerfs des sens, une des questions les plus importantes de la physiologie, avaient été mal observés.

Avant d'exposer les résultats auxquels je suis parvenu, je dois démontrer l'existence d'erreurs qui, légères en apparence, n'en contribuèrent pas moins à trancher l'une des questions les plus importantes de la physiologie.

On peut signaler, comme point de départ, l'analogie et la liaison présumées exister entre les sens de l'odorat, du goût et du toucher, dont les preuves se trouvent dans les auteurs les plus recommandables, comme on le voit par les passages suivants :

« Les odeurs agissant sur l'organe de l'olfaction peu-
» vent parfois devenir aussi de véritables saveurs, et être

_____

(1) Voyez t. 7, année 1831, p. 266, 490, et t. 8, année 1832, p. 84 du *Journal de Chimie médicale.*

» senties par la langue manifestement ; telles sont celles
» de l'absinthe et de la solution du succin (1).

» La saveur et l'odeur de la cannelle sont tellement liées
» entre elles, que, si l'on distille cette écorce, elle perd
» l'une et l'autre à la fois (2).

» Si dans le catarrhe et dans le polype des fosses nasa-
» les on est privé, comme on le pense, tout-à-fait du goût
» et de l'odorat, cela ajoute encore à l'analogie de ces
» deux cas (3).

» Jamais l'organe particulier d'un sens n'entre isolément
» en action, ou les impressions qui lui sont propres ne
» peuvent avoir lieu sans que d'autres impressions s'y mê-
» lent..... les deux sensations (ce qui s'applique au goût et
» à l'odorat) se combinent d'une manière remarquable ;
» elles se dirigent, s'éclairent, se modifient, et peuvent
» même se dénaturer mutuellement (4).

» Tout le monde est d'accord sur les saveurs agréables,
» qui ordinairement appartiennent aux corps utiles à la
» nutrition, et sur les saveurs désagréables qui distinguent
» souvent les corps nuisibles (5). » L'auteur auquel j'em-
prunte ce dernier passage a certainement voulu parler
de ces substances chez lesquelles les propriétés aromatiques agréables ou nauséabondes désagréables sont, par des
erreurs semblables à celles qui font remarquer les précédents articles, attribuées à des impressions exercées sur
le sens du goût, tandis que c'est celui de l'odorat qui est

(1) Page 45 de la thèse inaugurale de M. le docteur H. Cloquet.
Cette thèse peut être considérée comme le résumé le plus complet et
le plus savamment exposé de tout ce que l'on connaissait en 1515 sur
les odeurs, le sens et les organes de l'olfaction.

(2) Id., p. 45.

(3) Cloquet Hip. Thèse, p. 45.

(4) Cabanis. *Rapport du moral et du physique de l'homme*, t. 3,
p. 177, 179.

(5) Magendie. *Éléments de physiologie*, édition de 1833, t. 1,
p. 166, 167.

affecté. Pour justifier cette interprétation, il suffira de
citer cet autre passage du même auteur : « Il y a des corps
» qui laissent long-temps leur saveur dans la bouche ; ce
» sont particulièrement les corps aromatiques » (1). Or, il
n'y a pas de saveur aromatique, comme je le prouverai
plus bas. D'ailleurs, cette manière de voir se trouve parfaitement d'accord avec ce que renferme l'article *Saveur*
du grand Dictionnaire des sciences médicales (2). Rapportant aussi au goût ce qui est dû à l'odorat, l'auteur arrive jusqu'à former, sans aucun fondement, une classe des
saveurs aromatiques et une autre des saveurs nauséeuses.

On conçoit qu'après avoir confondu les actions exercées
sur les sens du goût et de l'odorat, on ait été porté à conclure
que chez les poissons l'organe de l'odorat est transformé
en sens du goût (3). Cependant, lorsqu'elle fut publiée,
cette opinion était d'autant plus remarquable qu'elle se
trouvait en opposition avec celle que Cuvier avait mani-
festée dans son Anatomie générale (4).

Mais ce n'est pas assez, ce qui pouvait n'être considéré
que comme une supposition, devait servir à démontrer, encore en opposition avec Cuvier (5), que chez les
Taupes et les Musaraignes une branche de la cinquième
paire des nerfs cérébraux pouvait exercer les fonctions
du nerf optique, dit de la deuxième paire (6).

(1) Magendie. *Élément de physiologie*, édition de 1833, t. 1, p. 166,
167, 174.

(2) T. 50, p. 73 et suiv., année 1820, art. du docteur Chamberet.

(3) Duméril. Mémoire lu à l'Institut le 24 août 1807, et inséré dans
le *Magasin encyclop.*, in-8°.

(4) Cuvier. *Anat. génér.* publiée en 1805, par M. Duméril, t. 1,
p. 630, on lit : « Les poissons paraissent sentir dans l'eau comme les
animaux dans l'air. » Depuis, dans son *Hist. nat. des poissons*, publiée
en 1828, t. 1, p. 475, Cuvier a confirmé cette manière de voir, en di-
sant que les poissons jouissent de la faculté de percevoir les odeurs.

(5) M. Flourens, en m'apprenant que Cuvier soutenait l'existence
du nerf optique chez la Taupe, me fit persister dans la recherche de ce
nerf que je n'avais pas d'abord rencontré.

(6) T. 1, p. 350, 352, 384, 394, de l'*Anat. comp.* du cerv., publié en

Cependant, Cuvier ne pourrait-il pas avoir aussi disposé les savants à l'adoption du système que je cherche à combattre, lorsqu'il a considéré des organes des sens de l'odorat et du goût, comme formés par des prolongements de la peau qui, par une modification de sa partie nerveuse et de son tissu devenu alors plus mou et plus fin, serait devenue capable d'apprécier en quelque sorte les qualités chimiques des corps en exerçant un toucher plus exalté que le tact ordinaire avec lesquels ces deux sens ont des plus grands rapports (1).

Ainsi, pouvant avancer qu'aussitôt qu'il a réfléchi sur les moyens de se mettre en rapport avec les agents extérieurs, l'homme a reconnu que le toucher, la vue, l'ouïe, le goût, l'odorat, lui faisaient apprécier les formes des corps avec leurs propriétés d'irriter mécaniquement ou chimiquement nos organes extérieurs, l'état lumineux des corps, par eux-mêmes ou par réflexion, les vibrations sonores qu'ils communiquent à l'air, leur sapidité, leurs émanations odorantes; si toujours on a saisi les caractères tranchés de la sensation lumineuse qui ne peut être perçue que par l'organe de la vue, si la perception du son a été constamment regardée comme le résultat d'une espèce de toucher que le sens de l'ouïe peut seul révéler; enfin si, d'une manière générale, les caractères qui différencient l'odorat, le goût et le toucher ont été bien appréciés, néanmoins les opinions que j'ai rapportées prouvent que la question relative à la spécialité des nerfs des sens n'est point encore complétement résolue.

Je dois le faire observer ici, je reconnais, avec tous les physiologistes, que les nerfs, autres que ceux qui transmettent les sensations données par la vue, l'ouïe, l'odorat et le goût, peuvent être transposés sans inconvénient pour

1824 par le savant M. Serres, et couronné par l'Académie, dont l'auteur est devenu un des illustres membres.

(1) Voyez les pages 1, 2, 3 de la thèse de M. Hipp. Cloquet.

les fonctions qu'ils sont destinés à remplir. En effet, un nerf du mouvement exercera toujours la même fonction quel que soit le muscle auquel il parviendra; un nerf de la vie organique n'aura toujours qu'à donner l'irritabilité nécessaire à la vie quel que soit l'organe qui le reçoive; un nerf considéré comme agent du toucher peut, sans inconvénient, être transposé; car tous nos organes, sans en excepter ceux des sens, possèdent ce toucher qui avertit des modifications survenues dans la température, des actions physiques ou chimiques éprouvées par nos tissus; seulement, ce qui est à remarquer, on ne trouve jamais rien dans ce toucher, quels que soient les agents employés pour le mettre en exercice, qui ressemble aux impressions de saveur, d'odeur, de son et de lumière que des nerfs spéciaux peuvent seuls révéler.

§ II.

De la principale objection, regardée comme s'opposant à l'olfaction chez les poissons.

Admettre chez les poissons la transformation du sens de l'odorat en sens du goût, « parce que les liquides ne « peuvent avoir intrinsèquement d'odeur, *l'odeur étant* « *une qualité inhérente à l'état de gaz et de vapeurs* (1) », n'est-ce pas avoir oublié que chez les animaux terrestres, les corpuscules odorants n'arrivant à la membrane olfactive qu'après avoir traversé la légère couche de mucus qui lui est nécessaire pour l'olfaction, doivent être amenés nécessairement à un certain état de liquidité.

L'étude des propriétés des corps et des moyens que nous avons pour les apprécier, ne fait-elle pas d'ailleurs reconnaître qu'à l'état gazeux, liquide ou solide, les ma-

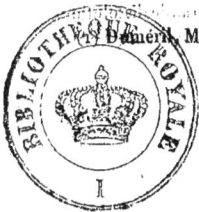

(1) Demerit, Mémoire déjà cité.

tières, odorantes possèdent toujours ces qualités qui
constituent leur essence comme odeur; mais qu'elles ne
peuvent être révélées aux animaux qu'à certaines conditions imposées par leur mode de vivre et la sensibilité de
leurs organes olfactifs. Ainsi chez les poissons dont les
cavités olfactives sont habituées au contact du liquide au
milieu duquel vivent ces animaux, les matières odorantes doivent être à l'état liquide ou de solution; pour les
animaux respirant l'air atmosphérique, les molécules
odorantes ne pouvant arriver à la membrane olfactive
qu'en suivant la route parcourue par l'air qui sert à la
respiration, leur état gazeux est, en premier lieu, d'une
nécessité absolue, pour éviter l'asphyxie qui résulterait
si elles étaient liquides, et pour ne pas causer une sur-
excitation nuisible à la sensation. Mais ces conditions imposées n'étant subies qu'avant l'arrivée des odeurs à la
membrane olfactive, il est évident que chez les animaux
terrestres et chez les poissons l'olfaction s'effectue en dé-
finitive de la même manière, c'est-à-dire sur des matières
appliquées en solution sur leur membrane olfactive.

Si les animaux vivant dans l'air ne peuvent cependant
pas odorer une petite quantité de liquide placé à la surface de la membrane pituitaire, cela tient à la grande
sensibilité de cette membrane, qui ne peut pas même supporter, si ce n'est à l'état de vapeur, l'eau, à la température la plus douce, beaucoup moins irritante qu'un liquide odorant, telle une huile volatile (1). Cette extrême
sensibilité de la pituitaire est un caractère qui la distingue
de la membrane gustative. Elle se décèle par la quantité
de substance nécessaire pour impressionner ces deux

(1) La couche très mince du mucus qui recouvre la pituitaire des
animaux qui respirent dans l'air, suffisant pour empêcher une trop
vive impression lorsque l'odeur est à l'état de grande raréfaction, peut
se trouver en trop petite quantité lorsqu'elle est liquide. On conçoit
qu'un excès du liquide odorant, en opérant une trop grande dissolution
du mucus, ait l'inconvénient d'agir trop à nu sur la membrane.

sens. Aussi, parvenue à ce degré d'affaiblissement nécessaire pour rendre une substance insipide, une matière
odorante serait encore capable, par excès de concentra-
tion, de léser les organes de l'olfaction, ou d'empêcher
l'exercice de leurs fonctions.

§ III.

Des différences qui existent entre les sensations fournies par le goût et l'odorat.

Les corps, en dernière analyse, n'agissant sur le goût
et l'odorat qu'à l'état liquide, la dissemblance de ces
deux sens sera démontrée si, de la part des mêmes corps,
ils procurent des sensations différentes. Pour décider
cette question j'examinai séparément au goût et à l'odorat (1) une soixantaine de substances des plus actives.
Les résultats (2) montrent que pas une seule substance
ne donne au goût une impression semblable à celle qu'elle
fournit à l'olfaction ; je dirai plus, parmi toutes les sensations transmises par un de ces sens, quelle que soit la
substance qui ait agi, on ne peut en trouver une seule
comparable à une de celles déterminées sur l'autre
sens (3).

(1) Pour goûter une substance sans apprécier l'odeur, il faut empêcher que l'air, chargé du principe odorant, ne passe dans les narines; à
cet effet, au lieu de se pincer le nez, ce qui gêne dans l'acte de la dé-
gustation, il faut élever le voile du palais vers les fosses nasales, de
manière à forcer l'air aspiré et expiré à ne passer que par la bouche;
on acquiert très facilement cette habitude.

(2) Voyez le tableau joint à ce mémoire.

(3) Dans les expériences, il ne faut pas confondre 1° les actions
des substances composées, qui, lorsqu'elles contiennent des principes agissant sur l'odorat et d'autres affectant le goût, peuvent
ainsi donner lieu à une double impression : 2° les actions locales qui
sont ressenties par tous nos tissus jouissant d'une sensibilité générale,

Cependant une exception, non douteuse, a lieu relativement à la sensation d'amertume qui peut être procurée par les deux sens ; mais en confirmation de la première règle, la même substance ne peut donner lieu à cette double sensation, la substance amère à l'un des sens ne pouvant l'être à l'autre. Ainsi l'acide prussique, évidemment amer à l'odorat (1), n'est que légèrement âcre au goût, et parmi les nombreuses substances amères au goût, on n'en trouve pas une seule qui le soit à l'odorat; toujours elles sont inodores ou donnent à l'olfaction un autre genre de sensation.

§ IV.

De l'action secondaire des matières odorantes.

Après avoir acquis la conviction que toutes les sensations dites aromatiques et nauséeuses (2) ne peuvent être transmises que par le sens de l'odorat, tandis que le

par conséquent aussi possédée par les organes des sens ; ainsi, une huile volatile, un acide, irritent la conjonctive, le conduit auditif, les membranes olfactives, gustatives, comme ils irriteraient l'estomac, la peau surtout dépourvue de son épiderme; mais à la sensation qui résulte de l'excitation, les nerfs spéciaux des sens sont étrangers. Aussi, on aurait tort, d'après ces sortes d'actions locales, d'attribuer aux sens la faculté de percevoir des sensations analogues.

(1) Il est inutile de faire remarquer 1° que les substances qui laissent dégager de l'acide prussique (hydrocyanique), telles que les amandes amères, les feuilles de laurier-cerise (prunus lauro-cerasus), possèdent aussi une odeur amère; 2° que les huiles concentrées paraissent aussi légèrement amères à l'odorat, mais que cette sensation, nullement donnée par le goût, n'est pas assez distincte pour être indiquée ici; 3° que cette odeur amère de l'acide prussique, d'après le jugement, portée par le cerveau, diffère réellement de d'amertume donnée au goût, ce qui diminue encore l'analogie à laquelle pourrait faire croire l'exception citée.

(2). Produites par des odeurs désagréables.

goût sert à juger ce qui est dit salé, sucré, acide, amer (1), astringent, etc. J'ai désiré connaître l'action secondaire exercée sur ces deux sens en faisant, autant que possible, abstraction des résultats de l'absorption.

Des faits nombreux apprennent que les odeurs des plantes dites vireuses et nauséabondes, du musc, du castoréum, de l'ambre gris, des huiles volatiles, souvent produites par des quantités infiniment petites de matière, peuvent occasionner les accidents nerveux les plus graves; je devais par des faits nouveaux chercher à mieux préciser l'action de ces mêmes substances lorsqu'elles sont seulement goûtées ou portées dans les voies digestives.

Par MM. Guibourt et Toutain, pharmaciens distingués, j'ai fait préparer des eaux distillées d'opium, de laitue, de ciguë, de jusquiame, et de tabac aussi chargées que possible du principe aromatique, dit vireux, nauséabond. Elles étaient complétement insipides, tandis que leur odeur désagréable était des plus prononcées.

A des jours différents, je bus six onces de chacune de ces eaux, en évitant leur odeur; elles ne produisirent sur moi aucun effet sensible (2). L'eau distillée de tabac me fit seule ressentir à la gorge une âcreté tenace. Enfin une femme but à mon exemple six onces d'eau distillée de ciguë sans en être incommodée (3).

Lorsque ces expériences sont rapprochées de celles qui

(1) Il faut toujours excepter l'amertume de l'acide prussique.
(2) Un gros de castoréum avait aussi été sans action sur mon estomac. (Journal de Chimie médicale, t. 8, p. 85.)
(3) Nysten, dans un travail sur l'opium, publié en 1808, nous apprend que deux onces d'eau distillée de cette substance n'avaient pas eu d'action sur lui. Lorsqu'en 1832 je fis part de mes résultats à la Société de chimie médicale, M. Orfila me dit qu'un de ses élèves avait aussi bu impunément plusieurs onces de la même eau distillée. Cependant je dois faire remarquer que les conclusions de M. Orfila (t. 2, p. 18 de la 2e édition de sa Toxicologie) laissent encore des doutes sur l'action de cette eau distillée.

prouvent que la céphalalgie, les vertiges, les nausées, en un mot tous les accidents suites de l'olfaction des eaux distillées que je viens de citer, ne peuvent être déterminées en agissant sur l'estomac, que par d'autres substances qui sont inodores, mais très sapides, telles que la morphine, la solanine, etc.; on demeure convaincu que l'action physiologique secondaire, comme la primitive, différencie les sens de l'odorat et du goût.

Je ne puis m'empêcher de faire remarquer ici cette heureuse circonstance, qui fait que, par leur odeur repoussante, mais inactive sur l'estomac, des plantes dites vireuses nous avertissent d'un danger auquel nous exposeraient leurs principes actifs sapides, qui, étant inodores, n'inspirent au premier abord aucune crainte.

Les mêmes faits montrent aussi que de la part d'agents divers, on peut obtenir des résultats identiques, pourvu toutefois que chacun d'eux agisse sur des sens différents.

§ V.

Des caractères anatomiques qui différencient le sens de l'odorat de celui du goût chez les poissons (1).

Lorsque des sens diffèrent par leurs fonctions autant que ceux du goût et de l'odorat, on doit nécessairement trouver dans leurs dispositions anatomiques des différences qui, lorsqu'elles sont conservées, doivent repousser toute supposition de la transformation d'un sens en un autre.

C'est ce que l'on rencontre chez les poissons; 1° leur nerf olfactif a la même origine cérébrale que celle trou

(1) Il eût certainement été plus méthodique que la partie anatomique précédât la partie physiologique, mais j'ai suivi l'ordre selon lequel mes recherches ont été faites.

vée pour celui des animaux qui respirent l'air (1), et par conséquent, sous ce rapport, il n'offre aucune ressemblance avec le nerf du goût, soit que l'on rapporte ce sens au grand hypoglosse (2), soit au nerf lingual (3)

2° Le volume de leur nerf olfactif est plus considérable que ne l'est ordinairement celui du goût, chez les autres animaux, ce qui est en raison de la puissance d'action nécessaire pour apprécier les odeurs disséminées dans une grande masse de liquide (4).

3° L'intérieur de leurs cavités nasales, par des lames rayonnées autour d'un tubercule (5), ou parallèlement

(1) Cuv. et Val. *Hist. nat. des poissons*, t. 1, p. 573.

Lacépède, t. v, œuvres de 1830.

Serres. *Anat. du cerv.*, t. 1. J'ai de plus vérifié cette origine sur un assez grand nombre de poissons.

(2) Duméril. Mémoire cité. Ce savant adopte l'opinion de Boerhaave, laquelle serait plus favorable à la spécialité des nerfs, si les expériences sur les animaux ne lui étaient pas contraires. D'après MM. Magendie et Panizza, ce nerf paraît spécialement destiné à faire mouvoir les muscles de la langue. Sous ce rapport, il est remarquable que, chez les Taupes et les Musaraignes qui profèrent peu de sons, ce nerf a un très grand développement qui permet de suivre ses divisions jusqu'à la pointe de la langue.

(3) Magendie. *Élém. de phys.* t. 1, p. 168, et autres physiologistes. Si, d'une part, l'origine distincte du tronc du nerf maxillaire inférieur, dont le lingual forme une des branches principales, est favorable à l'opinion que paraissent confirmer les expériences; de l'autre, ce nerf étant possédé par les poissons, on serait obligé de leur accorder le goût. Mais comme si les expériences, dites concluantes, devaient ne pas avoir plus de certitude que les hypothèses gratuites, on est rejeté dans le doute par les nouvelles expériences du professeur Pauizza, de Pavie; selon lui, le nerf lingual présiderait à la sensibilité, et non au goût; celui-ci serait dû au glosso-pharyngien.

(4) Les poissons épineux ont des nerfs olfactifs, longs et très grêles. (Cuv., *Anat. comp.*, t. 1, p. 196.) Reste à savoir s'ils ont l'odorat moins développé? Cela doit être.

(5) Dans les poissons cartilagineux et osseux; exemple, l'Esturgeon. (Cuv., *Anat. comp.*, t. 1, p. 648.)

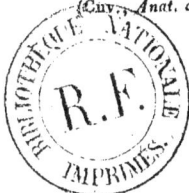

2

rangées aux deux côtés d'une plus grande (1), ne sont nullement comparables aux surfaces planes du sens du goût;
loin de là, représentant par leurs replis l'ethmoïde des
autres animaux, ces espèces de branchies olfactives sont,
sans aucun doute, destinées à rassembler les molécules
odorantes pour faciliter l'analyse de leurs propriétés (2).

En supposant contre l'évidence, que le sens de l'odorat n'ait pas conservé chez les poissons les caractères or-
ganiques qu'il aurait dû perdre pour devenir sens du
goût, les résultats consignés dans le tableau cité, auto-
riseraient encore à rejeter l'hypothèse proposée, car le
goût étant insensible aux propriétés dites aromatiques,
ne servirait aux poissons qu'à reconnaître les saveurs
salées, âcres, acides, astringentes, amères, possédées à un
faible degré par les aliments; tandis qu'avec l'odorat, que
l'on veut leur refuser, ces animaux apprécient les émanations odorantes qui établissent entre les aliments une si
grande variété, et qui, lorsqu'elles sont agréables, excitent si vivement l'appétit.

Il faudrait enfin nier les résultats de toutes les expériences, de tous les faits qui, d'après Cuvier, même
M. Duméril (3), et un grand nombre de physiologistes recommandables, prouvent que les poissons sont attirés et
repoussés par les corps odorants qui leur plaisent ou
leur déplaisent.

Il est inutile de parler de l'obstacle que l'on prétend
être opposé à l'exercice du goût par le passage continuel
de l'eau dans la bouche des poissons (4). En effet ce pas-

(1) Dans les Chondroptérygiens, tant Squales que Raies. Chez ces
dernières, les cavités nasales sont très belles à voir. (Cuv., *Anat. comp.*,
t. 1, p. 648.)

(2) Tous les poissons n'ont pas les fosses nasales aussi favorablement
développées; exemples, Anguilles, Cyprins, où les replis sont moins
prononcés.

(3) Mémoire cité.

(4) *Idem.*

sage, qui s'effectue doucement, est plutôt un moyen de
faciliter la sensation, de même que l'air qui traverse les
fosses nasales favorise la perception des odeurs. D'ailleurs,
comme preuve de l'impossibilité de l'existence d'un sens
qui serait en butte à l'action de l'eau, lorsque l'on cite les
cétacés, chez lesquels le passage violent de l'eau par les narines aurait entraîné l'absence des nerfs olfactifs, et même
l'absence des trous ethmoïdaux (1); on ne peut s'empêcher
de regarder l'exemple comme mal choisi, si l'on tient
compte du dire suivant du célèbre Cuvier : « Mieux orga-
» nisées, quant à l'odorat, que celles des Dauphins, les
» narines des Baleines ont quelques lames ethmoïdales,
» et paraissent recevoir de petits filets olfactifs (2). »

Cette citation prouve, d'une part, que les masses d'eau
qui traversent rapidement les narines n'ont pas été un
obstacle à l'existence du sens de l'odorat, et de l'autre,
que ce sens ne pouvant être utile à goûter un liquide
qui ne passe par les narines que pour être rejeté, doit,
chez ces grands habitants des mers, toujours servir à
odorer l'air respiré. Relativement à l'absence du nerf
olfactif chez les Dauphins, il faudra chercher un autre
motif que celui donné par l'auteur que je combats.

(1) Mémoire cité.

(2) Cuvier. *Règne animal*, publié en 1829, t. 1, p. 296. Les Raies
présentent une disposition bien remarquable ; pour qu'elles puissent sa-
tisfaire au double besoin d'odorer le liquide qui les environne et forme
leur atmosphère, et de rejeter l'eau entrée par la bouche, elles ont,
d'une part, des narines qui s'ouvrent en avant de la bouche, et de
l'autre, des ouvertures particulières situées au-dessus de la tête. Ce que
j'ai vu, chemin faisant, me porte à croire que l'étude de l'olfaction,
chez les poissons, est digne du plus grand intérêt ; aussi, je regrette
bien sincèrement de n'être pas à même de continuer mes recherches.

§ VI.

A. *De la transposition des fonctions des nerfs optiques*
(2ᵉ paire) à des branches de la cinquième.

Comme l'hypothèse de la transposition des fonctions des nerfs de la deuxième paire à des branches de la cinquième peut, en s'appuyant de l'exemple de la transformation de l'odorat en sens du goût (1), servir à son tour à soutenir la supposition dont elle emprunta le secours, je me trouve nécessairement forcé de la combattre.

On conviendra tout d'abord qu'on ne peut rien conclure de l'étude de ces animaux, qui, même supposés privés de nerfs optiques (2ᵉ paire), sont dans l'impossibilité absolue d'exercer le sens de la vue, tels sont :

Le Zemni (*Mus typhlus*) ; la peau recouvre les yeux sans s'amincir au devant d'eux (2).

La Chrysochlore du Cap (*Chrysochloris Capensis, talpa asiatica*, L.) ; la peau qui passe devant les yeux n'est pas transparente (3).

Le Zocor (*Mus alpalax*), qui, selon Cuvier, vit sous terre, comme la taupe, et est aveugle (4).

Le Protée (*Proteus anguinus*), reptile, dont les yeux cachés derrière la peau devenue transparente, paraissent impropres à la vision (5).

La Sirène (*Siren lacertina*, L.), de l'ordre des batraciens, regardée comme étant dans le même cas que le Protée (6).

(1) Serres. *Anat. comp. du cerveau*, t. 1, p. 305 et suiv. p. 400.
(2) *Id.* 387.
(3) *Id.* 394. C'est probablement par erreur que cet auteur dit le contraire p. 386.
(4) Cuvier. *Règne animal*, t. 1, p. 207.
(5) Serres. *Anat. comp.*, t. 1, p. 387.
(6) Cuvier. *Règne animal*, t. 2, p. 119.

Enfin la Cécilie visqueuse ou glutineuse (*Cœcilia gluti-nosa*, L.), chez laquelle la peau a paru percée devant ses petits yeux (1).

Cependant il serait à vérifier si l'œil rudimentaire de ces animaux se conforme aux lois qui régissent les grandes classes, en offrant des traces des nerfs de la deuxième paire, solution d'ailleurs inutile au but que je me suis proposé.

Il ne me reste plus alors à examiner, parmi les animaux supposés voir avec une branche de la cinquième paire, que la Taupe d'Europe (*Talpa europea*, L.) et la Musaraigne musette (*Sorex araneus*, L.).

La vue étant refusée à la Taupe par le plus grand nombre des auteurs, tandis qu'elle est généralement accordée à la Musaraigne (2), je dois traiter la double question de la présence des nerfs optiques et de l'existence de la vue.

Si le premier j'abordais la question anatomique, il me suffirait d'annoncer mes résultats le plus succinctement possible, sans entrer dans des détails auxquels m'oblige la controverse sur les nerfs optiques de la Taupe.

L'on sait, en effet, que d'un côté, Carus, Treviranus (3) et Koch (4), en Allemagne, soutiennent que ce nerf existe chez la taupe, sentiment partagé par le célèbre Cuvier (5), tandis que de l'autre son existence est niée en

---

(1) Serres. *Anat. comp.*, t. 1, p. 394.

(2) Serres. Ouvrage cité, t. 1, p. 396.

(3) *Id. Id.*, t. 1, p. 350, 390, rapportant, en 1824, l'opinion de Carus et de Treviranus pour la combattre. C. G. Carus, *Traité élémentaire d'Anat. comp.*, 2ᵉ édition. Leipsig, 1834, traduit par Jourdan. Paris, 1835, t. 1, p. 103, parag. 129, page 82, paragraphe 109, pl. xix, fig. 15, n° 2, et lettre E.

(4) Dissertatio de Talpæ europeæ oculo. Kœnigsberg, 1826. Carus, qui le cite, dit « que Koch prétend avoir suivi le nerf optique de la Taupe jusqu'à l'œil imparfait de cet animal. »

(5) L'opinion de Cuvier n'est point publiée; j'en dois la connaissance

22

France par des anatomistes non moins distingués; l'un, M. Serres, qui encore persiste dans son opinion (1), malgré les nouvelles affirmations de Carus (2); l'autre M. Geoffroy-Saint-Hilaire père, qui dit que Gall, Desmoulins et Vimont, se sont réunis à l'opinion de M. Serres; et que, pour son compte, ayant vu comme ce dernier savant, il a la même conviction (3).

Non content de la citation de M. Geoffroy Saint-Hilaire, j'ai recherché dans les ouvrages de Desmoulins et de M. Magendie, son collaborateur, tout ce qui pouvait avoir rapport à mon sujet.

1º Dans le *Journal de physiologie* de M. Magendie, publié de 1821 à 1831 inclusivement, dans les *Éléments de physiologie*, et les autres ouvrages du même auteur, publiés par M. Méquignon-Marvis, il n'existe aucun travail sur les Taupes.

2º Dans l'ouvrage de Desmoulins, *Anatomie du système nerveux des animaux à vertèbres*, publié en 1835, un an

à l'extrême obligeance de M. Flourens, l'un des secrétaires perpétuels de l'Académie des sciences.

(1) Serres. Ouvrage cité.

(2) Ouvrage cité, t. 1, parag. 129. Carus dit : « Cependant, malgré les efforts de Serres pour rendre le fait douteux, il existe certaine- » ment de faibles nerfs optiques filamenteux, qui ne naissent que de la » substance grêle de l'entonnoir; ils paraissent être les analogues des » fibres qui, même chez l'homme, partent de ce point pour aller gagner » les nerfs optiques.

(3) *Cours d'Hist. nat. des mammifères*, publiée en 1829, par M. Geoffroy-Saint-Hilaire, t. 1, p. 10 et 11, on y voit : 1º « Que le filet » blanc de Carus est nommé par M. Serres filet *susphénoïdal*; que le » même nie qu'il soit de nature nerveuse, qu'il n'a point d'issue hors du » crâne, et ne se rend point sur un nerf pour aller à l'œil; 2º que le » filet susphénoïdal existe chez les autres animaux ayant un nerf opti- » que. » A la page 25, on lit « que ce filet est posé sur la traverse du sphénoïde rudimentaire, recourbé en arc de cercle pour entourer et laisser la base de l'ethmoïde »

après l'*Anatomie* de M. Serres , on y trouve deux passages
relatifs à la Taupe.

1°. Page 391. « L'auteur, décrivant la branche oph-
» thalmique fournie par le nerf de la cinquième paire,
» indique sa sortie par la fente sphénoïdale, sa division en
» trois rameaux ; le *nasal* interne et inférieur qui se sé-
» pare en deux filets, l'un se dirigeant vers le nerf optique,
» s'unit à un filet de la troisième paire , pour former le
» ganglion ophthalmique d'où part le plus grand nombre
» de nerfs ciliaires (d'autres nerfs ciliaires viennent direc-
» tement du rameau ethmoïdal).

» Le filet ethmoïdal se divise en deux filaments ; l'un
» rentre dans le crâne, passe sous le lobule olfactif.....
» pour aller dans les narines.

» Le *filet facial* du rameau nasal se porte à l'angle interne
» de l'œil, et de là à la peau des environs et à la conjonc-
» tive. Le rameau frontal contourne la voûte de l'orbite,
» envoie un filet aux parties supérieures de la peau de
» l'angle de l'œil ; le rameau principal se réfléchit sur
» l'arcade du sourcil, se répand sur le front et le crâne (1).
» Dans les animaux qui n'ont qu'un rudiment de l'œil,
» *sans nerf optique*, le Desman (2) et la Taupe, par exem-
» ple, tous ces rameaux cutanés se prolongent dans le mu-
» seau et dans l'espèce de trompe que forme le nez, et y
» augmentent la proportion des nerfs. *Deux filaments très*
» *minces et séparés comme les précédents, du tronc maxillaire*
» *supérieur, à son entrée dans la fosse temporale, se rendent*
» *seulement à l'espèce de pédicule fibreux sur lequel est porté*

(1) Il est inutile de faire remarquer que cette description ne peut
s'appliquer rigoureusement aux animaux qui, comme la Taupe et la
Musaraigne, n'ont point de cavité orbitaire et osseuse proprement dite.

(2) Espèce de Musaraigne aquatique, ayant deux petites dents entre
les incisives d'en bas ; deux espèces sont indiquées par Cuvier, Règne
animal. t. 1 , p. 128 ; l'une, le Sorex moschatus la est de Russie ;
l'autre, le sorex pyrenaica, est des Pyrénées.

» *le vestige de l'œil de ces animaux* (1). M. Magendie et moi,
» nous n'avons jamais pu suivre jusque dans l'intérieur
» de l'œil celui de ces filaments qui s'en approche le
» plus (2).

» Pour la cinquième paire du Desman, voyez, dit Des-
» moulins, Pallas, *in act. pétrop.*, t. v, pl. V, fig. 6.

» Le troisième rameau de l'ophthalmique, toujours
» proportionné au volume de la glande lacrymale, en porte
» aussi le nom; ce sont surtout des filets de ce rameau qui
» se distribuent à la conjonctive (3). »

Le deuxième passage relatif à la Taupe se trouve p. 665
de l'*Anatomie* de Desmoulins, à l'article *Cause de cécité
naturelle.*

« Tous les animaux nocturnes ne sont pas nécessaire-
» ment nyctalopes, car la Taupe et les rongeurs dont j'ai
» parlé (ce qui ne peut se rapporter qu'aux Desmans ci
» tés par Desmoulins, comme je l'ai dit plus haut)
» *n'ont pas même de nerf optique.*

» M. Magendie a enlevé à des Taupes ces vestiges d'yeux,
» et comme dans les expériences de Spallanzani sur les
» chauves-souris, les allures de ces animaux n'étaient
» point changées (4). Tout ce que l'on a dit dernièrement
» pour prouver l'existence de la vue chez la Taupe (5),

(1) Desmoulins, ici, n'aurait-il pas, par hasard, entrevu les nerfs de
la 2e et de la 6e paire dont il n'aurait pas constaté l'origine ?

(2) Il y en a donc un des deux qui paraît plus spécialement destiné à
l'œil; seulement, sa délicatesse n'a pas permis à MM. Desmoulins et
Magendie de le suivre jusque dans l'intérieur du très petit œil de la
Taupe. Tous les deux filets ont été représentés par Carus, *Zootomie*,
pl. 19, fig. 6. Voyez les figures de Carus à la fin de mon mémoire.

(3) La petitesse de la glande lacrymale chez la taupe rend le filet lacrymal très petit, et ne permet pas de le distinguer des autres filets
allant aux environs de l'œil.

(4) Ces expériences de M. Magendie sont analogues à celles que j'ai
faites sur les Musaraignes, et confirment les résultats que j'ai obtenus
avec les Taupes *conservées vivantes pendant plusieurs jours.*

(5) Cela se rapporte-t-il à ce que M. Geoffroy Saint-Hilaire a publié ?

» n'est pas même spécieux. Le nerf ophthalmique con-
» serve chez ces animaux sa fonction relative au toucher. »
Il est évident que l'ouvrage de Desmoulins prouve que
si ce célèbre anatomiste et M. Magendie n'ont point trouvé
de nerfs optiques dits de la deuxième paire, ils n'ont également pas pu suivre des rameaux de l'ophthalmique jusque dans l'intérieur de l'œil ; résultat qui est en opposition, 1° avec ce qui est dit par MM. Serres et Geoffroy-
Saint-Hilaire, relativement au rameau de la cinquième
paire allant donner la vue à l'œil; 2° avec Koch et Carus,
auteurs que j'ai cités.

B. *Du cerveau de la Taupe et de la Musaraigne.*

Dans les recherches des nerfs des yeux, ayant été
obligé d'étudier avec assez de soin le cerveau, j'ai pensé
que pour les personnes qui, comme moi, n'ont pas étu-
dié d'une manière spéciale l'anatomie comparée, il ne
serait pas inutile d'indiquer quelques unes des particularités présentées par les genres de mammifère carnas-
siers auxquels appartiennent la Taupe et la Musaraigne (1).
Les cervaux de ces deux espèces d'animaux ont une
telle ressemblance, que les remarques faites sur l'un sont
applicables à l'autre. Ainsi chez ces animaux le cervelet
est très peu développé; il se compose d'un lobe principal
médian et de deux lobes latéraux très petits.
Par suite, la protubérance annulaire, mésocéphale,
est très peu développée, tandis que la moelle allongée l'est
beaucoup; il en résulte qu'au premier abord on est disposé à prendre cette dernière pour la première (2).

(1) Cuvier. *Règne animal*, t. 1, p. 126 et 130.
(2) Serres. *Anat. comp.*, t. 2, p. 253.

Les tubercules quadrijumeaux, lobes optiques de M. Serres (1) sont très développés (2).

Le lobule olfactif, qui, d'après M. Serres, offre, chez la Taupe et la Musaraigne, la réunion du pédicule olfactif de ses racines externes et internes, du champ olfactif et du lobe de l'hypocampe, est remarquable par son volume et parce qu'il est distinct en avant du lobe cérébral antérieur.

C. Des nerfs crâniens de la Musaraigne, et principalement de son nerf optique.

Nerfs optiques dits de la deuxième paire (3).

Les nerfs optiques de la Musaraigne naissent des tubercules quadrijumaux (4); ils contournent les pédoncules cérébraux, croisent à angle presque droit la direction des nerfs de la cinquième paire, au-dessus desquels ils passent, et ils apparaissent à la base du cerveau sous la forme de cordons aplatis d'environ 0,^{m}003 de large (5). Ils se dirigent ensuite l'un vers l'autre pour se rejoindre en formant un arc d'une très légère courbure.

(1) J'adopte les dénominations de M. Serres pour les parties formant la protubérance annulaire et la moelle allongée.

(2) Serres. *Anat. comp.*, t. 1, p. 351.

(3) Pour découvrir ces nerfs, il faut détruire avec précaution les os de la base du crâne en les faisant éclater, ce que leur peu d'épaisseur permet facilement; on peut aussi ramollir ces os par de l'acide nitrique affaibli, afin de les couper comme de simples membranes; les nerfs sont en même temps rendus plus fermes; si en les examinant par la base du cerveau, on voit facilement l'origine des nerfs optiques, leur passage au-dessus de la 5e paire, il est plus commode, pour les suivre ensuite jusqu'à l'œil, d'aller les chercher en enlevant la partie supérieure du cerveau.

(4) Leur délicatesse ne m'a pas permis de constater si ces nerfs sont formés de fibres provenant des tubercules et des couches optiques, comme le dit M. Cruveilher, t. 4, p. 888, de son *Anatomie*.

(5) Les mesures sont en millimètres. Malgré l'extrême délicatesse des parties, j'ai tâché d'être exact.

Cet arc, dans sa partie visible, a 2 millimètres de long; sa concavité en arrière limite un espace quadrilatère où se trouve le *tuber cinereum.* Les côtés de l'espace sont formés par le bord interne des nerfs de la cinquième paire, et la partie postérieure par le bord antérieur de la protubérance annulaire.

Le chiasma, dû à la réunion des nerfs optiques, représente un très petit parallélogramme ayant, transversalement 0,7 de millimètre, et d'avant en arrière 0,4; des angles antérieurs du chiasme partent les nerfs optiques qui, seulement en cet endroit, sont détachés de la base du cerveau sur laquelle ils reposent; avant ce point ils sont intimement unis à la substance grise cérébrale dont ils ne se distinguent que par deur légère saillie et leur couleur blanche; aussi je conçois facilement qu'on les ait pris pour la commissure antérieure située en avant d'eux et au-dessus.

Les nerfs optiques, devenus libres, sont cylindriques; leur diamètre est de trois vingtièmes de millimètre; chacun d'eux se dirige obliquement d'avant en arrière et de dedans en dehors; après un trajet d'un demi-millimètre il s'engage dans son trou optique, canal osseux transparent qui laisse voir le nerf qui le parcourt.

Lorsqu'il apparaît au dehors, le nerf optique se joint à ceux de la troisième et de la sixième paire sortis du crâne un peu plus en arrière, et bientôt après avec une petite branche de la cinquième paire.

Ces nerfs, réunis par un tissu cellulaire peu serré, forment un cordon de 2 à 3 dixièmes de millimètre; avant d'arriver à l'œil, ils se divisent pour former un cône dont le sommet se trouve au trou optique, et la base à la circonférence de l'œil.

L'axe du cône, ayant deux millimètres de long, est parcouru par le nerf optique, qui, sans avoir augmenté de volume, pénètre dans le globe de l'œil, par la partie postérieure.

La circonférence du cône présente les muscles de l'œil et les nerfs de la troisième, de la sixième paire et l'oph-thalmique de Willis. Entre le nerf optique et les muscles se trouve une petite masse graisseuse, lobée, soutenant le globe de l'œil.

Le nerf optique, à partir du chiasma jusqu'à l'œil, parcourt un trajet de 6 à 7 millimètres (1). Par une légère pression on peut expulser la pulpe nerveuse contenue dans son névrilème. En comprimant le globe de l'œil, on fait passer dans le névrilème de l'humeur vitrée, colo-rée par la matière brune de la choroïde.

Nerfs de la troisième paire. Naissent de la face inférieure des pédoncules, en avant du chiasma et à une telle dis-tance du bord interne, qu'on ne découvre bien leur origine qu'en soulevant la cinquième paire qui les re-couvre, lorsque le cerveau est examiné par sa base (2). Ils sont formés, à leur naissance, de plusieurs filets qui se réunissent en un seul, ayant un diamètre d'un dixième de millimètre et allant aux muscles de l'œil.

Nerfs de la sixième paire. Chacun d'eux naît tout-à-fait de la partie extérieure et externe des pyramides antérieu-res (3), côtoie le bord interne de la cinquième paire jus-qu'à ce qu'il ait rencontré celui de la troisième, avec lequel il sort du crâne par une ouverture qui n'est sépa-

(1) Il y a des différences très sensibles en dimensions selon les sujets, ce qui doit tenir à leur sexe, leur force et leur âge.

(2) Ces nerfs paraissent, au premier abord, nés de la 5e paire; ce-pendant lorsque celle-ci est soulevée, ils restent évidemment adhérents au cerveau. Je n'ai pu constater si les filaments internes de ces nerfs s'étendaient jusqu'à la fossette intermédiaire à la protubérance et aux tubercules mamillaires. (Voyez Cruveilhier, *Anat.*, t. 4, p. 891.)

(3) A son origine, ce nerf est tellement caché par les nerfs de la 7e paire, que dans mes premières recherches je l'avais pris pour celui de la 4e paire, qui n'existe pas, ou au moins que je n'ai pas trouvé. J'avouerai, d'ailleurs, que pour les nerfs de la 3e, 4e et 6e paire de la Musaraigne et de la Taupe, il me reste encore quelques légères incerti-tudes à détruire.

rée du trou maxillaire inférieur que par une partie liga-
menteuse. Ce nerf de la sixième paire va aux muscles de
l'œil, etc.

Nerfs de la cinquième paire ou trijumeaux. Ils naissent
par deux faisceaux, l'un interne, qui provient du trapèze
de la moelle allongée, et l'autre externe, fourni par les
parties latérales du pédoncule du cervelet. Le premier
nerf maxillaire inférieur, plus petit, contourne l'externe
de manière qu'à l'endroit où il sort du crâne, il est au-
dessous du premier et en dehors. L'externe, beaucoup
plus gros, est le maxillaire supérieur, il se dirige directement d'avant en arrière ; ces deux faisceaux réunis ont
un millimètre et demi de large, ce qui, comparativement,
donne aux trijumaux un volume excédant de beaucoup
celui des autres nerfs crâniens.

Aussitôt sorti du crâne, le maxillaire supérieur fournit
l'ophthalmique de Willis ; celui-ci, après avoir donné des
rameaux déliés qui se distribuent aux paupières, à la
glande lacrymale et à l'œil, se porte en avant sous le nom
de rameau nasal, etc.

Le tronc principal du nerf maxillaire supérieur, après
avoir laissé se détacher de son bord interne un rameau
assez considérable qui se porte vers les fosses nasales,
possède encore six dixièmes de millimètre en diamètre.
Il passe sous la petite arcade formée aux dépens de l'os
maxillaire supérieur, se divise en sept ou huit rameaux
principaux. L'un d'eux, le plus interne, se porte à l'extrémité du nez, tandis que tous les autres se subdivisent
pour se rendre aux bulbes des longs poils formant la
moustache, qui se trouve ainsi devenir un organe essentiel
du tact.

Septième paire. Née des corps rectiformes, lorsque la
portion molle va pénétrer dans le conduit auditif, elle se
trouve au côté externe des trijumeaux, tandis que la
portion dure, sous la forme d'un renflement pyriforme
aplati, naissant très près de la ligne médiane de la moelle

allongée, se trouve tout-à-fait au côté externe du trijumeau. Bientôt cette portion dure se constitue en un faisceau rubané, se dirige de dedans en dehors, croise à
angle presque droit le nerf trijumeau, en passant sous
lui, un peu plus en arrière que la naissance de la branche
interne (maxillaire inférieure), et enfin pénètre dans le
trou auditif en se plaçant en devant de la portion auditive. De cette disposition difficile à constater, surtout si
le rocher n'est pas ramolli par un acide, il résulte que le
trijumeau se trouve compris entre la portion molle et la
portion dure de la septième paire. Le nerf facial de la
portion dure se rend à l'extrémité du museau.

Les nerfs de la huitième et de la neuvième paire, provenant de la moelle allongée, ne m'ont rien présenté de
remarquable, si ce n'est la facilité avec laquelle on distingue les filets dont ils se composent à leur naissance.

Muscles.

Les muscles de l'œil de la Musaraigne se présentent
sous la forme de quatre petites bandelettes roses, char-
nues, minces, peu larges, qui, nées de la partie antérieure et externe du trou orbitaire, vont en divergeant
embrasser l'œil et s'insérer à son pourtour.

L'absence de l'arcade zygomatique, seulement indiquée à ses deux extrémités par une petite saillie osseuse,
est un fait connu.

Des yeux.

Les yeux de la Musaraigne sont presque sphériques,
leur diamètre est de 1 millimètre; on y distingue une
cornée transparente, une iris circulaire *contractile*, un
cristallin sphérique, une humeur vitrée limpide, réfractant une couleur grenat, une choroïde recouverte d'une
humeur brune, enfin une rétine,

Le rapport du diamètre du nerf optique est à celui de
l'œil comme 1 est à 6 (1).

Les paupières sont irrégulièrement conformées, et
garnies de cils dirigés en dehors, de manière à ne point
gêner la vue ; fermées, leur longueur est de 1 millimètre 4 10ᵉˢ, ce qui permet à l'animal de faire saillir ses
yeux. D'après cette description, il est évident que la Musaraigne possède toutes les parties qui composent l'organe de la vision chez les animaux les mieux organisés ;
la petitesse relative de son œil n'est pas plus extraordi-
naire que celle des yeux de l'*Éléphant*, du *Sanglier*, etc.

D. *Des nerfs crâniens de la Taupe, et principalement de son*
nerf optique.

Nerfs optiques dits de la deuxième paire. Jusqu'à leur
réunion, les nerfs optiques de la Taupe offrent les mêmes
particularités que celles offertes par les nerfs de la Musaraigne.

La bandelette légèrement courbe qu'ils présentent à
la base du cerveau, entre les nerfs de la cinquième
paire, a 5 vingtièmes de millimètre de long, adhérente
aussi à la substance cérébrale dont elle se distingue par
sa couleur blanche et sa légère saillie, elle paraît à sa
partie moyenne comme divisée en deux bandes qui lais-
seraient voir à leur niveau un peu de substance grise ;
mais sur les côtés, en se dirigeant vers les tubercules

(1) Chez l'homme, ce rapport est comme 1 à 4, 18 ; le diamètre du
nerf est de 5 millimètres 5 ; celui de l'œil, 23 millimètres ; chez la
Souris, le diamètre du nerf est de 1/2 millimètre, et celui de l'œil de
3 millimètres, ce qui donne le rapport de 1 à 6 ; de sorte que la Musaraigne a, comme l'homme et la Souris, un rapport convenable
entre son nerf optique et son œil. Je dois faire remarquer que l'on
rencontre aussi une artère ophthalmique qui suit les nerfs de l'œil à
leur sortie du crâne. La Taupe en possède une également.

quadrijumeaux, cette espèce d'écartement n'est plus apparente (1).

En arrière de la bandelette se trouve le *tuber cinereum*.

Après leur entrecroisement, les nerfs optiques éprouvent une telle atrophie, qu'ils n'ont plus que 1 vingtième de millimètre (2); de sorte que le chiasma possède seulement 6 vingtièmes de millimètre d'avant en arrière, tandis que transversalement il a 8 dixièmes de millimètre. Avec une pièce en très bon état et un beau jour, on peut se convaincre que le bord antérieur du chiasma, formant une très petite courbe dont la concavité se trouve en avant, et continu dans tous ses points, qu'en arrière il provient de la bandelette transversale, unie, comme chez la Musaraigne, à la commissure antérieure du cerveau; ainsi, les nerfs optiques qui naissent de ce chiasma n'ont point en ce lieu une origine séparée pour chacun d'eux, ce qui leur donnerait l'apparence des nerfs de la troisième paire; à partir du chiasma, ces deux nerfs, en se contournant comme une *S* italique, se dirigent d'arrière en avant et de dedans en dehors, en formant à eux deux une espèce de fer à cheval. Après un trajet de 2 millimètres, chacun s'engage dans son trou optique; pour l'y suivre avec facilité, il faut des fœtus de Taupes ou des Taupes très jeunes; chez les fœtus, le sphénoïde se présente comme chez l'homme, les trous optiques bien distincts; sont à la partie interne des nerfs de la cinquième paire; les nerfs optiques, en se rendant à l'œil, ne s'accolent pas aux nerfs de la cinquième paire, tandis qu'ils s'en rapprochent au fur et à mesure que les fosses nasales de l'animal grandissant se développent; aussi, chez les

(1) Pour être vue, cette disposition demande une pièce fraîche et un très beau jour.

(2) Comment le nerf optique, s'il part de l'œil, prend-il plus de développement en se rendant au cerveau? Comment l'atrophie a-t-elle lieu avant et après le trou optique? Qui peut gêner le développement de l'œil en dehors du crâne?

vieilles Taupes on a toutes les difficultés possibles à suivre ces nerfs. S'ils n'ont pas été vus par un si grand nombre d'anatomistes des plus distingués, cela ne tiendrait-il pas à leur atrophie ou même à leur soudure complète avec ceux de l'ophthalmique, comme l'indique la figure de Carus? Lorsque le nerf optique a été bien préparé, on voit qu'à sa sortie du crâne il passe entre les divisions d'un des faisceaux de l'ophthalmique de Willis, et qu'ensuite il continue avec eux sa route vers l'œil, où il pénètre comme le fait celui de la Musaraigne (1). Dans cette marche, conservant toujours son même diamètre de 1 vingtième de millimètre, un tissu cellulaire peu serré l'unit à la 6e paire et à l'opthalmique de Willis (2). Il en résulte un cordon nerveux de 3 dixièmes de millimètre de large, qu'un sillon sépare dans toute sa longueur en deux branches, l'une externe allant à l'œil, l'autre interne, destinée aux parties environnantes.

La première s'épanouit en un cône dont le sommet est en avant du trou optique, et la base au pourtour de l'œil. L'axe de ce cône est le nerf optique; la surface offre le nerf de la sixième paire, des branches de l'ophthalmique (3) et des fibres musculaires (4), rudiments des

(1) Les doutes que l'on pouvait avoir sur la réalité des nerfs optiques de la Taupe auraient dû être dissipés par ce que montre la Musaraigne, avec laquelle, relativement à ce nerf, elle a tant de ressemblance. Je ne chercherai pas à combattre la supposition de M. Serres, que l'on puisse prendre pour eux les veines de Galien, un repli des membranes du cerveau ; ces erreurs seraient par trop fortes.

(2) On rencontre aussi un vaisseau sanguin se dirigeant vers l'œil ; je ne l'ai pas suivi. A cette occasion, je dirai que les injections les plus fines n'ont point changé la couleur du nerf optique, tandis que des capillaires encore plus déliés s'injectaient. Ce nerf avait toujours sa couleur blanche, même chez les taupes tuées à l'instant.

(3) Je n'ai point trouvé les 3e et 4e paires ; cette dernière est-elle confondue avec les nerfs ciliaires ? Ces recherches étaient inutiles à mon but.

(4) C'est le muscle en entonnoir de Carus, ouvrage cité t. 1, p. 563, parag. 478.

5

muscles de l'œil. Entre ces fibres et le nerf optique existe du tissu cellulaire assez dense, qui, lorsqu'il est desséché, ce qui arrive très facilement, forme de ce cône un tout que l'on peut prendre pour un seul nerf.

Par la pression, le névrilème du nerf optique est vidé de sa pulpe ; enfin la longueur de ce nerf, à partir du chiasma jusqu'à l'œil, est environ de 12 millimètres.

Nerfs de la sixième paire, d'un diamètre de $\frac{1}{10}$ de millimètre. Ils se conduisent comme ceux de la Musaraigne.

Nerfs de la cinquième paire, très forts, larges de 2 millimètre. Ont les mêmes origines que les trijumeaux de la Musaraigne.

La branche ophthalmique de Willis est formée des deux rameaux principaux indiqués plus haut. 1° L'interne, rubané, mince, large de $\frac{1}{5}$ de millimètre, naît de la face supérieure du nerf maxillaire, presqu'à la hauteur du bord antérieur de la protubérance annulaire. En sortant du crâne il fournit un rameau qui se contourne de dehors en dedans pour pénétrer dans un conduit osseux (1), ensuite il continue sa route en donnant des rameaux aux téguments des paupières, et enfin se termine par le rameau nasal qui longe le museau, etc.

2° Le second, l'externe (2), composé à son origine de filaments très déliés qui se réunissent pour marcher ensemble, naît plus en avant que le précédent, presqu'à la hauteur du chiasma ; il accompagne le nerf optique jusqu'au globe de l'œil, donne des rameaux à cet organe, aux paupières, aux muscles, etc. (3).

Le tronc principal du nerf maxillaire supérieur, après avoir donné le rameau interne (4) qui pénètre à la partie

(1) Ce nerf m'a paru se porter vers les cellules ethmoïdales.
(2) Nerf ciliaire de Carus; voir l'explication de sa planche.
(3) Une fois l'origine du nerf optique, sa direction, sa terminaison à l'œil, bien connues, les particularités des autres nerfs avaient peu d'intérêt pour moi.
(4) Ptérygoïdien.

la plus reculée des fosses nasales, traverse l'arcade que
présente l'os maxillaire supérieur, et qui forme comme
une des racines de l'arcade zygomatique (1) ; ayant alors
$\frac{12}{15}$ de millimètre il se divise en quatre rameaux principaux, qui eux-mêmes se subdivisent aux approches de leur
destination ; trois rameaux vont à l'extrémité du museau,
organe essentiel du tact chez la Taupe, et un seul, le
plus petit, le plus externe, est pour les poils fins et courts
de la moustache, qui, comparée à celle de la Musaraigne,
doit être de peu d'utilité comme organe du toucher.

Les sept, huit et neuvième paires se conduisent entièrement comme celles de la Musaraigne, relativement à
leur origine cérébrale. La portion dure de la septième
naît également à part de la portion molle, et elles embrassent aussi la cinquième paire (2).

Des yeux de la Taupe.

Le diamètre transversal de l'œil de la Taupe, un peu
plus considérable que l'antéro-postérieur, a 8 à 9 dixièmes de millimètre, ce qui établit entre le nerf optique et
l'œil le rapport de 1 à 16 ou 18 (3).

Du reste cet organe se compose d'une cornée transparente, d'une iris circulaire, dont je n'ai pu constater la
contractilité, d'un cristallin (4), d'humeurs limpides réfractant la couleur grenat, d'une coroïde colorée en
brun (5).

(1) Rudiment du canal sous-orbitaire,

(2) L'oreille de la Taupe n'a pas de pavillon ; mais le conduit auditif
est long et cartilagineux, circonstance qui doit conserver la délicatesse
de l'ouïe dont la Taupe est douée.

(3) Chez la Musaraigne, il est de 1 à 6.

(4) Vu par M. Geoffroy-Saint-Hilaire. Voyez l'ouvrage cité.

(5) Toutes les parties distinguent cet œil de celui des crustacés, auquel on l'a comparé. (Serres, ouvrage cité, t. 1, p. 150.)

Des paupières.

Doit-on donner le nom de paupières à cette fente de 6 à 7/10ᵉ de millimètre, que la peau présente au-devant de l'œil de la Taupe, n'ayant point de cils proprement dits, seulement entourée d'un très petit espace circulaire, moins garnie de poils que les autres parties du museau; on ne peut la trouver qu'à l'aide de la loupe, et en écartant les poils qui la recouvrent. Cependant cette fente, toute petite qu'elle est, permet encore lorsque l'animal vit et est éveillé, de distinguer un très petit point noirâtre, brillant, qui est la cornée transparente de l'œil; mais cet œil ne peut, à cause de la petitesse de la fente, saillir autant que celui de la Musaraigne.

Cette seconde description, qui constate l'existence des nerfs optiques chez la Taupe, prouve néanmoins que les différentes parties qui concourent à l'organe de la vision, ou en sont les accessoires indispensables, ne sont pas disposés d'une manière favorable à l'exercice du sens de la vue.

E. *Expériences pour constater la vue chez la Taupe et la Musaraigne* (1).

Dans un bassin de verre, rempli à moitié de terre, je mis deux Taupes bien vivantes, que j'examinai dans tous les instants de jour et de nuit.

J'ai remarqué ce qui suit:

Les Taupes ne trouvaient leur nourriture qu'en se guidant par l'odorat et le tact exercé avec l'extrémité du groin. Lorsqu'elles cherchaient ou mangeaient, on pouvait approcher la main très près de leurs yeux sans qu'elles parussent en aucune façon s'en apercevoir,

(1) G.-Saint-Hilaire. *Cours d'Anat. comp.* A la fin du 1ᵉʳ volume, sont des expériences sur la vue chez les Taupes.

pourvu que ce mouvement fût exercé sans bruit et sans les toucher.

Si par hasard ces deux Taupes, très ennemies l'une de l'autre, se trouvaient ensemble à la surface de la terre, elles ne s'apercevaient de leur présence qu'à leur con tact fortuit ; alors elles se battaient à outrance , et lorsque la plus faible prenait la fuite, l'autre la cherchait dans toutes les directions, de manière à prouver qu'elle ne voyait pas sa compagne, placée très près d'elle (1).

Mes observations réitérées aussi souvent que possible sur ces deux Taupes et sur une troisième , ne présentè rent jamais de contradictions.

Ces expériences, l'atrophie des nerfs optiques nulle ment en rapport avec le volume de l'œil ; le défaut de saillie des yeux, leur sphéricité , celle du cristallin, capable de constituer la myopie la plus complète, selon l'il lustre M. Geoffroy-Saint-Hilaire, les poils qui cachent les yeux , la vie souterraine de la Taupe, devraient faire con clure certainement que cet animal est aveugle, s'il était possible de ne pas tenir compte des belles expériences de M. Geoffroy-Saint-Hilaire (2) aussi je suis disposé à croire que les taupes voient autant qu'il le faut pour distinguer le jour des ténèbres , ce qui leur sert à reconnaître lors qu'elles ont quitté leur demeure habituelle (3).

Dans un bassin aussi de verre, contenant la boisson , de la viande crue coupée en filets très minces , et une boîte garnie de coton servant de nid , fut placée une Mu saraigne bien vivante.

Cette petite bête n'était nullement effarouchée par une

(1) Au 5e ou 6e jour , les Taupes renfermées dans un espace trop étroit, et n'ayant pas une nourriture qui leur convenait, devinrent très malades; alors, tourmentées par la soif , elles venaient souvent boire à la surface de la terre, où elles restèrent enfin jusqu'à leur mort.

(2) Ouvrage cité.

(3) Si les Taupes sont réellement myopes, les poils seuls qui environ nent leurs yeux seraient assez près pour être bien vus.

lumière vive, présentée tout-à-coup à ses yeux, par l'approche de la main, comme pour la saisir, la menacer, lui arracher sa nourriture; mais il fallait éviter de faire le moindre bruit ou de toucher l'extrémité des longs poils de sa moustache, car, sans ces précautions, elle courait se réfugier dans son nid. Me paraissant enfin se guider par l'extrémité de son museau, dont la mobilité est si remarquable (1), et aussi, sans aucun doute, par sa moustache, qui lui servait à exercer une espèce de toucher qui l'avertissait des obstacles qu'elle rencontrait, j'étais porté à penser que la Musaraigne était aveugle, sans la précision de ses mouvements pour surmonter un obstacle placé sur sa route, ou marcher, sans se mouiller, sur le bord du petit vase qui contenait son eau.

Pour me tirer de l'incertitude où je me trouvais à cet égard, ma pauvre captive fut privée de ses yeux, mutilation qui me fut pénible à effectuer, moi qu'un accident faillit priver de la vue!

La bonne santé de la Musaraigne n'en fut pas altérée, seulement je trouvai une réelle diminution dans sa vivacité.

Ses mouvements néanmoins conservèrent la même précision, elle se guidait aussi bien dans sa marche, et, ce que je ne lui avais pas vu faire ayant ses yeux, car alors je n'aurais pas mis en doute qu'elle voyait, ma Musaraigne courait après les mouches bourdonnant dans son bocal, et, de l'extrémité de son nez, les suivait dans leurs différents mouvements pour échapper à leur ennemie, qui, le plus souvent, les attrapait, et les mangeait avec avidité.

Une autre fois, ayant mis dans son bocal une jeune Musaraigne, l'aveugle courut droit à sa nouvelle compagne,

_____

(1) Cet animal semble à chaque instant explorer l'espace qui l'environne en allongeant, retirant sa tête, et dirigeant l'extrémité de son museau en tous sens

la tua en la saignant au cou, et se mit en devoir de la dévorer (1).

Cependant, lorsque je prends en considération la structure générale de la Musaraigne, indiquant que, comme la Souris, le Mulot, elle est destinée à parcourir la surface de la terre ; son genre de nourriture, qui consiste principalement en vers et en insectes ; la perfection dans le nombre des parties et dans le rapport des organes de la vision ; la saillie des yeux dégagés des poils, pouvant empêcher la vue ; lorsque je me rappelais les mouvements que la Musaraigne avait imprimés à ses yeux pour les retirer en arrière et les cacher sous les paupières afin d'éviter mon instrument ; lorsqu'enfin je prends pour autorité et Buffon, qui dit que la Musaraigne voit mal, mais que par conséquent elle voit, et M. Serres (2), j'arrive, plus facilement que pour la Taupe, à conclure que la Musaraigne doit voir ; mais que très probablement elle ne distingue bien que les très petits corps placés très près d'elle, tels que les insectes dont elle se nourrit ; alors la perfection du tact exercé par sa moustache et son museau, lui est du plus grand secours dans toutes ses actions.

Mais ce qui n'est plus douteux, c'est que la Taupe et la Musaraigne ne peuvent plus servir d'exemple à la transposition des sens d'un nerf sur un autre ; leur exemple servirait plutôt à prouver que la spécialité des nerfs des sens se conserve même dans les organes rudimentaires.

(1) Deux Musaraignes, pour m'être envoyées d'une campagne située à plusieurs lieues de Paris, ayant été mises ensemble dans une petite boîte avec des feuilles, à leur arrivée, l'une avait été dévorée par sa compagne ; il n'en restait que la queue, les pattes, le museau et la peau.

Sur une autre Musaraigne ayant les yeux intacts, j'ai répété les expériences citées plus haut ; le résultat a été le même ; seulement, j'ajouterai que les Musaraignes agissaient plus le jour que la nuit.

(2) Ouvrage cité, t. 1, p. 396.

§ VII.

Conclusions (1).

L'analogie présumée entre les sensations déterminées par les odeurs et les saveurs, a fait admettre que chez les poissons le sens de l'odorat était transformé en sens du goût; l'admission de cette première hypothèse a fait penser à quelques auteurs que chez les Taupes et les Musaraignes le nerf optique, non trouvé par eux, était remplacé dans ses fonctions par une branche de la cinquième paire.

Ce mémoire prouve que ces hypothèses, qui démontreraient la non-spécialité des fonctions des nerfs des sens, sont inadmissibles :

1° Parce qu'il n'y a nulle analogie entre les sensations déterminées par les odeurs et celles fournies par les corps sapides, et par conséquent entre le goût et l'odorat.

2° Parce que, chez les poissons, les nerfs olfactifs par leur origine, et les cavités nasales par leur disposition, ont toujours conservé les caractères qui, chez les animaux, les différencient des nerfs et des organes du goût.

3° Parce que les matières odorantes n'ayant pas comme caractère essentiel l'état de vapeur, puisqu'en dernière analyse elles agissent à l'état de solution sur la membrane olfactive des animaux qui respirent dans l'air, rien ne s'oppose à ce que, dissoutes dans l'eau, elles puissent être odorées par les poissons.

4° Parce qu'en général l'odeur des aliments les distinguant beaucoup mieux que leur saveur, le sens de l'odorat est plus utile aux poissons que celui du goût pour les guider dans le choix de leur nourriture, surtout lors-

---

(1) Ces conclusions ont été citées dans le compte-rendu de la séance du 11 janvier 1836 de l'Académie des sciences (Institut de France.)

que ces animaux vivent dans les eaux de la mer, si fortement sapides.

5º Parce que les Taupes et les Musaraignes, possédant des nerfs optiques que l'on peut suivre depuis leur origine, semblable à celle des animaux de la même classe, jusqu'à leur terminaison au globe de l'œil, on ne peut pas dire qu'une branche de la cinquième paire les fasse voir.

De sorte que le défaut de preuves certaines *de la possibilité de la transposition des sens d'un nerf sur un autre* (1), permet encore de regarder les sens de la vue, de l'ouïe (2), de l'odorat et du goût comme possédant des nerfs spéciaux (3).

(1) Il faut toujours excepter le sens du toucher.

(2) De ce que chez des poissons cartilagineux, le nerf auditif est uni à celui de la 5e paire (Serres, *Anat. comp.* du cerveau, t. 1, p. 455), on ne peut conclure qu'il y ait transposition des fonctions d'un nerf à un autre, parce que chacun de ces nerfs peut conserver sa spécialité dans une réunion, qui pour ainsi dire est tellement accidentelle, qu'elle n'a pas lieu chez l'Esturgeon, la Raie bouclée, le Requin, selon le même M. Serres (p. 456 de son volume).

(3) Dans sa *Physiologie*, t. 1, p. 99, lorsqu'il s'est assuré nombre de fois, sur les animaux, que les piqûres et les déchirures de la rétine ne donnent aucune douleur, et lorsque, dans l'opération de la cataracte par abaissement faite chez l'homme, il a vérifié la même insensibilité de la rétine, M. Magendie fournit, par cette insensibilité de la rétine à une action autre que celle de la lumière, une preuve de la spécialité du nerf de la vue.

A la page 169 du tome IV, par les expériences faites pour résoudre cette question : *Le nerf olfactif est-il un organe de l'odorat?* M. Magendie conduit au même résultat en prouvant que le nerf olfactif apprécie ce qui est odeur, mais non les actions irritantes lorsqu'elles résultent de la simple action physique d'un corps qui touche, contond, dilacère, etc., ou lorsqu'elles sont produites par des actions chimiques, telles que celles déterminées par l'acide acétique, l'ammoniaque, etc., tandis que ce genre de sensibilité est donné par les rameaux qui de la 5e paire vont aux narines.

Dans le même volume, p. 176 : *De l'influence des nerfs de la 5e paire sur les fonctions et la nutrition de l'œil*, et aux pages 180, 303, 308, 309,

Ces conclusions, ne s'appliquant nullement au sens du toucher, qui, commun à toutes nos parties, sans faire d'exception pour les organes de la vue, de l'ouïe, de l'odorat et du goût, est nécessairement exercé par des nerfs d'origines différentes, sont favorables à la névrogénie, telle que l'a conçue le savant M. Serres.

Par elle, la névrogénie devient une loi plus positive lorsque les nerfs optiques sont trouvés chez tous les ani-

on trouve que, non seulement pour le sens de la vue, mais encore que pour celui de l'ouïe, il y a aussi un nerf spécial, la portion molle ou auditive de la 7e paire; tandis que la 5e donne aux organes de la vue et de l'ouïe la sensibilité du toucher, et l'appréciation de ce qui irrite leurs tissus; on y remarque aussi ce qui confirme cette insensibilité des nerfs spéciaux de la 1re, 2e, 3e et de la 4e de la portion molle de la 7e, qui ne leur permet pas d'apprécier l'action de l'instrument qui les blesse, tandis que la 5e paire et la 7e, portion dure, jouissent de cette sensibilité; tous résultats qui confirment ce que j'ai avancé dans mon mémoire.

Mais comme il est de la nature d'un journal d'offrir souvent le pour et le contre, on trouve au tome xi, p. 20 et suivantes, et à la page 33 et suivantes, des observations qui, au premier abord, pourraient faire croire que la 5e paire de nerfs nous donne seule l'odorat, la vue, l'ouïe et le goût; mais en y réfléchissant, on voit dans une des observations qu'une masse d'eau épanchée dans les ventricules, et que des tumeurs volumineuses, placées en avant de la protubérance annulaire, devaient, par la pression qu'elles exerçaient, détruire l'action de tous les nerfs spéciaux des sens, en même temps qu'elles rendaient compte des douleurs éprouvées par la malade; dans l'autre, que la vue conservée faible jusqu'au moment de la mort, mais ayant été en diminuant progressivement, indique la pression graduelle exercée sur le nerf optique et son amincissement qui n'a pas été bien constaté.

Enfin, dans une troisième observation, la vue conservée avec l'atrophie du nerf optique, prouve que le volume du nerf n'est pas d'une nécessité absolue lorsqu'il n'est pas moindre que celui qu'il avait chez la femme citée; de sorte que ces faits ne peuvent, en aucune façon, détruire les résultats des belles expériences de M. Magendie, et les nombreuses observations pathologiques qui montrent que la destruction des nerfs spéciaux des sens entraîne la perte des sens qu'ils animent.

maux qui ont un grand développement des tubercules
quadrijumaux (1).

Sous le rapport médical, on doit aussi conclure de ce
mémoire (2), 1° qu'on doit profiter des avantages procurés
par l'analyse chimique, pour ne plus faire prendre à l'intérieur des substances qui, par leur fétidité, due à un principe que l'on peut séparer, causent inutilement un dé-
goût insurmontable.

2° Que des matières odorantes, inactives lorsqu'elles
sont prises à l'intérieur, peuvent, par leur action sur
l'odorat, remplacer des médicaments dont notre estomac
ne pourrait supporter l'énergie (3);

3° Que dans la classification des substances odorantes
et des odeurs, et dans celle des substances sapides et des
saveurs, rien n'est plus facile que d'éviter la confusion
qui règne jusqu'à ce jour dans des ouvrages élémentaires
où elle ne devrait pas exister (4).

(1) Néanmoins, malgré la manière d'être particulière des nerfs optiques et auditifs à leur terminaison, ne doit-on pas rapporter la spécialité
des nerfs des sens à leur origine cérébrale? Ces origines, par leurs
rapports de position et de disposition, ne doivent-elles pas influer et sur
les fonctions du cerveau qu'elles constituent, et sur la sensibilité des
nerfs qui en proviennent? Cela n'empêche pas de reconnaître l'influence de la disposition que ces nerfs reçoivent dans la composition
des organes des sens pour devenir susceptibles de se trouver dans des
rapports convenables avec les différents agents extérieurs dont ils doivent
transmettre les impressions avec un certain ordre qui les met en harmonie.
Les organes de la vue, de l'ouïe démontrent la nécessité de cet ordre.

(2) Si je me suis éloigné du but principal de mon travail qui était
médical, ce que j'ai fait trop largement, c'était dans l'intention de ne
faire qu'un seul mémoire.

(3) L'on doit bien penser que reconnaître l'action que des petites
quantités de matières odorantes peuvent exercer sur le sens de l'odorat,
ce n'est point approuver les absurdités des homœopathes, suffisamment
combattues par les expériences de tous les médecins, et même par celles
que j'ai faites avec les matières odorantes prises à l'intérieur.

(4. Si je n'ai pas tracé les rôles des sens de l'odorat et du goût dans
certaines circonstances de santé et de maladie, j'ai été retenu par la

4°. Que dans certaines circonstances les sens de l'odorat
et du goût sont des moyens d'analyse qui, par leur sensibilité peuvent l'emporter sur ceux fournis par la chimie (1).

crainte d'augmenter encore plus la longueur de ce mémoire. D'ailleurs,
rien n'est plus facile que de rectifier les erreurs commises à cet égard ;
il suffit, le plus souvent, de rapporter à l'odorat ce que les auteurs
attribuent au goût.

(1) Par exemple, une substance en trop petite quantité pour être
soumise à l'action des réactifs destinés à faire reconnaître sa composition, sera nécessairement un composé de deux principes au moins, si
par l'odorat et par le goût, agissant séparément, elle est trouvée amère.

TABLEAU des substances médicamenteuses dont l'odeur a été examiné séparément de la saveur.

NOMS.	ODEURS.	SAVEURS.	OBSERVATIONS (6).
Chlore.	S. g. (2) suffoquante (3).	Astringente.	En petite qté, irrite les bronches et la pituitaire.
Iode.	S. g. Suffoquante moins que le chlore.	Nulle.	Id. Id. légèrement.
Acide hypophosphorique en solution aqueuse.	Alliacée.	Acide.	Idem. Id. très légèrement.
Acide phosphoreux.	S. g.	Id. piquante (5).	Idem. Id. légèrement.
Acide hydrochlorique.	S. g. Se rapproche de celle de chlore.	Idem.	Idem. Id.
Acide acétique.	S. g. Agréable.	Idem.	Faible, irrite la pituitaire et les bronches moins que les précédents. L'odeur piquante qu'on attribue à cet acide est une action sur le tissu de la membrane pituitaire analogue à celle qu'exerce sur la langue ou sur la peau dépouillé de son épiderme. Cet effet piquant est en raison de la concentration des acides; lorsque cela ne va pas jusqu'à la cautérisation; concentré, est caustique.
Acide arsénieux ou deutoxide d'arsenic à l'état de vapeur (1).	Alliacée.	En solution douçâtre, devenant rapidement âcre, pénétrante.	
Acide hydrosulfurique.	S. g. dite d'œufs pourris (4) désagréable.		(6) Cette colonne renferme les actions sur le tissu des sens, commun à toutes les parties du corps.

(1) L'activité de l'arsenic, lorsqu'il est introduit dans l'estomac, est d'autant plus remarquable qu'elle est due au rapport de cette substance avec une partie vivante, puisqu'elle serait nulle avec une partie animale morte.

(2) S. g. sui generis.

(3) C'est moins une odeur qu'une impression exercée sur les organes de la respiration.

(4) On sait que cet acide exerce une action spéciale et délétère sur les fonctions de la respiration, en modifiant le sang porté dans les poumons; il ne faut pas confondre cette action avec celle produite sur l'odorat. (Fourcroy. Anal. des eaux d'Enghien, P. 1788.)

(5) C'est plutôt une action sur le tissu de la langue qu'une saveur.

NOMS.	ODEURS.	SAVEURS.	OBSERVATIONS.
Hydrosulfate de potasse.	S. g. désagréable, sulfureuse, d'œufs pourris.		Concentré devient caustique et irrite; au delà l'action physiologique cesse et l'action chimique commence, laquelle exercé également sur les tissus vitreux et sur les tissus privés de la vie.
Id. d'ammoniaque.	Idem.	On a seulement l'action de l'alcali.	
Id. de soude.	Idem.		
Id. de chaux.	Idem.		
Potasse } assez affaiblis pour	Nulle.	Nulle (2).	Caustique par excès d'action ; mais sur la pituitaire, la pique fortement ; dans la bouche produit une irritation suivie d'une sensation de chaleur, pique la conjonctive (3).
Soude } n'être pas caustique	Id.		
Chaux	Id.		
Gaz ammoniac.	S. g. dite urineuse.	En solution, piquante.	Irriterait également la membrane pituitaire, ou toute autre partie à surface humide, à épiderme tendre ; c'est par cette même action sur la sensibilité commune à toutes nos parties quel'estomac éprouve de la part des liqueurs alcooliques, et de certaines substances à huile volatile une sensation de chaleur qui, portée à l'excès, devient douleur.
Alcool.	S. g. agréable.	Nulle ; mais déterminant une sensation de chaleur, pique l'intérieur de la bouche.	
Vins.	D'alcool, et du bouquet particulier à chacun.	Seulement la saveur des acides acétique et tartarique qu'ils renferment avec le principe astringent.	L'empyreume tient à l'action de la chaleur sur l'alcool ; il y a eu une combustion incomplète qui a donné lieu à une huile empyreumatique.
Ether sulfurique.	Forte, S. g. quelquefois empyreumatique, tire vers l'amer faible assez agréable (1).	Amère, en excitant, est piquante et produit une sensation de chaleur.	

(1) Pour des substances aussi volatiles, l'amertume de l'odeur n'est-elle pas due à la petite quantité de substance pénétrant dans la bouche par les fosses nasales, ou existe-t-il plusieurs substances amères à l'odorat ?

(2) J'ai profité de l'observation de M. Chevreul, qui n'est parvenue à ma connaissance qu'après la confection de ce tableau, qui date de 1832.

(3) L'expérience de M. Chevreul avec les alcalis, est exacte ; ils ne donnent que l'odeur de l'ammoniaque séparé, sans saveur sui generis.

NOMS.	ODEURS.	SAVEURS.	OBSERVATIONS.
Ether sulfurique alcoolisé.	Celle de l'éther sulfurique, mais un peu moins forte.	Piquante, très forte.	On devrait distinguer l'odeur de l'alcool mêlée à celle de l'éther.
Ail (bulbe).	S. g.	Nulle.	Pique la conjonctive, la pituitaire, la bouche par l'irritation qu'elle produit.
Vanille (fruit).	S. g., agréable.	Sucrée.	
Canelle (écorce).	S. g. Id.	Id., piquante, chaude.	Irrite les tissus.
Huile volatile de canelle (1).	S. g.,	Piquante.	En respirant fortement a quelque chose de l'arome de l'anis.
Sassafras (bois).	S. g., agréable.		
Huile volatile de sassafras.	S. g. Id. forte.		
Camphre.	S. g. Id. Id.	Id. excite la salivation d'abord insipide, puis donne en s'évaporant une sensation de froid, sans cela irrite. en donnant une sensation de chaleur. Voyez t. 7, p. 398, mes Observations sur les Expériences de M. Jœrg.	
Muscade (graine).	S. g., aromatique.	Un peu piquante.	
Menthe (herbe).	S. g. Id.	1° Nulle, 2° un peu amère, piquante.	
Huile volatile de menthe.	S. g. Id. forte.	Chaude, piq-, un peu amère.	Comme le camphre, produit quand on la respire une sensation de fraîcheur. L'huile vieille mise sur la membrane pituitaire pique avec la même énergie que, si elle était posée sur la langue, elle irrite le tissu.
Sauge (herbe).	S. g., aromatique.	1° Nulle, 2° un peu piquante, amère.	L'amertume est bien sensible lorsqu'on respire par le nez. Si, dans ce cas, l'amertume est mieux appréciée, cela tient sans doute à l'action portée sur l'arrière-bouche. Dès lors il semblerait que l'amertume au goût serait augmentée par la simultanéité de la sensation éprouvée par l'odorat; les deux sensations pour le cerveau n'en formeraient plus qu'une seule d'une énergie doublée.
Huile volatile de sauge.	S. g, aromatique, forte, tirant un peu vers l'amertume (2).	Piquante, chaude, un peu amère.	

(1) Les huiles volatiles agissent sur l'économie par trois modes bien distinctes : 1° comme odeurs et comme substances sapides, elles impressionnent les sens de l'odorat et du goût; 2° comme irritantes, elles excitent les tissus de la pituitaire, des bronches, de la membrane muqueuse de la bouche et des voies digestives; 3° comme matière absorbée, la circulation les transporte dans toute l'économie animale qu'elles modifient encore d'une autre manière.

(2) Voyez la note de l'éther sulfurique.

NOMS.	ODEURS.	SAVEURS.	OBSERVATIONS.
Eau distillée des feuilles de tabac.	Nauséeuse, désagréable.	1° Nulle, 2° pique la langue, 3° sentiment d'âcreté persistant, ressentie à la gorge.	L'âcreté diffère de celle produite par le nitrate d'ammoniaque, elle est plus piquante, plus persistante (1).
Eau distillée des feuilles de jusquiame.	Id.	Nulle.	
Benjoin (gomme résine).	S. g. aromatique, ressemblé à celui de la vanille.	Nulle. Par son acide benzoïque, est âcre, piquante.	
Augusture ferrugin. (écorce).	S. g. légèrement aromatique.	Excessivement amer.	Ici, l'arôme est dû à un principe différent de la strychnine qui donne l'amertume.
Fèves de Saint-Ignace (fruit d'un strychnos).	S. g. Id.	Id.	
Strychnine.	Nulle.	Id.	
Eau distillée de laitue.	Nauséeuse, désagréable.	1° Nulle, 2° pique la langue, 3° sentiment persistant d'âcreté à la gorge.	
Camomille (fleurs).	S. g. aromatique, agréable, un peu camphrée.	Amère piquante.	L'amertume au goût augmente aussi en respirant par le nez.
Sulfate de quinine (solution).	Inodore.	Amère, franche, prononcée.	Sans action sur la pituitaire.
Café (semences torréfiées en solution chaude).	S. g. aromatique.	Nulle.	
Valériane (racine en poudre).	S. g. Id.	1° Légèrement suave, 2° légèrement piquant au bout de la langue, excite la salive à couler.	
Anis (huile volatile).	S. g. Id.	Nulle.	Mise sur la membrane pituitaire, pique un peu.
Eau distillée de ciguë (herbe).	Nauséeuse, désagréable.	Id.	
Assa fœtida (gomme résine).	Alliacée, fétide.	1° Douce, 2° piquante, âcre, amère; en respirant l'amertume est plus sentie.	Par sa saveur douce, on juge de la gomme: l'âcreté tient à la résine (huile volatile concrète).
Opium, eau distillée.	Nauséeuse, désagréable.	Nulle.	
Morphine en solution.	Nulle.	Amère, désagréable.	On sait que la morphine est amère et inodore.

(1) On sait que les eaux distillées sont souvent composées de plusieurs principes.

NOMS.	ODEURS.	SAVEURS.	OBSERVATIONS.
Orangers (eau distillée des fleurs)	S. g. aromatique, agréable; concentrée, donne la sensation d'une légère amertume (2).	Nulle.	Si on en mouille la pituitaire, elle est inodore ; il faut respirer pour percevoir l'odeur ; alors au commencement l'odeur parait amère ; relativement à l'amertume au goût, il faut admettre le mélange de la saveur et de l'odeur, puisqu'il faut l'action de l'odorat et du goût pour l'apprécier.
Oranger (huile volatile des fleurs).	S. g. aromatique, par excès d'odeur, donne une sensation amère (5).	1° Nulle, 2° piquante; si on la respire, elle passe à l'amer par le mélange de l'odeur et de la saveur.	
Girofle (fleurs du *Myrthus*).	S. g. aromatique.	Astringente, chaude, piquante.	L'arôme tient à une substance aromatique ajoutée.
Thé (infusion des feuilles).	Légèrement aromatique.	Astringente, très prononcée.	
Roses (huile volatile).	S. g. aromatique jusqu'à l'amer.	Piquante , âcre , en respirant devient amère.	
Amandes amères , sèches et entières de l'Amygdalus (1).	Sans odeur appréciable.		La double sensation indique les deux principes: la saveur amère est plus prononcée, lorsque l'on respire par nez. L'eau d'amandes amères, mise sur la pituitaire, pique sans que son odeur soit appréciée. Il faut, pour qu'elle le soit, faire passer de l'air par les narines, de manière à diminuer l'action locale qui est trop vive lorsque le liquide est mis sur la pituitaire ; la petite quantité de matière odorante que l'air entraine , et que dissout le mucus, est donc suffisante.
Amandes amères pilées de l'Amygdalus.	Aromatique , amère, faible et assez agréable ; forte ; un peu piquante ressemble à l'odeur de l'acide prussique.	Piquante , devenant amère, surtout lorsque l'on mâche l'amande pendant quelque temps.	

(1) On sait que les amandes amères contiennent de l'acide prussique et une huile fixe, très amère.

(2) Voyez la note ci-dessus, indiquant bien la feuille de l'orange.

(3) Voyez la note de l'éther. Ne serait-il pas possible aussi que, dans certaines huiles, il y eut de l'acide prussique, alors s'expliquerait une légère amertume ; c'est à la chimie à éclairer cette question. Enfin , pourquoi ne pourrait-il pas y avoir d'autres amères à l'odorat que l'acide prussique. Dans tous les cas les expériences sur les substances végétales, plus ou moins composées, peuvent causer des erreurs.

NOMS.	ODEURS.	SAVEURS.	OBSERVATIONS.
Feuilles de laurier-cerise pilées. (*Prunus lauro-cerasus*) (1).	Amère, unie à une odeur aromatique qui diffère de la partie amère. L'odeur amère ressemble à celle de l'acide prussique.	1° Piquante. 2° styptique. 3° amère; on n'y distingue pas l'arôme jugé par l'odorat. Il faut, pour retrouver cet arôme, respirer par le nez.	L'odeur est plus semblable à celle de l'acide prussique; tandis que la saveur en diffère. Au bout d'un certain temps elles deviennent amères au goût, surtout en respirant par le nez.
Acide hydrocyanique. (Acide prussique concentré.)	Odeur d'amandes amères qui, faible, est assez agréable.	D'après M. Thénard, saveur d'abord fraîche, qui devient bientôt âcre irritante.	On sait que cet acide qui, localement paraît avoir si peu d'énergie, a une action très délétère, toutes les fois que par un moyen quelconque, il est porté dans le torrent de la circulation; tant-is que son odeur, surtout lorsqu'elle est légère, plaît comme odeur, et est tout-à-fait sans inconvénient (2.
Acide hydrocyanique (avec 4 parties d'eau.)	Odeur d'amandes amères agréable.	En petite quantité, est insipide; en plus grande quantité, est âcre, mais ne décèle pas d'amertume.	En respirant par le nez, la saveur amère paraît très prononcée; mais c'est l'odorat qui agit. En admettant, comme confirmé, que les amandes amères et les feuilles de laurier-cerise contiennent de l'acide prussique, on voit aussi, comme l'analyse le démontre, qu'elles renferment un autre principe amer qui est appréciable par la saveur, tandis que l'acide prussique ne donne pas d'amertume au goût. Il est aussi à remarquer que l'amer est la seule sensation qui soit impliquée par l'odorat et par le goût, et que, néanmoins, la même substance ne peut être trouvée amère par chacun de ces deux sens, ce qui indiquerait que l'amertume, pour chacun de ces sens, exige un mode particulier d'action.
Copahu (résine.)	Aromatique peu forte, se rapproche de la térébenthine.	1° Fade, 2° amère, 3° âcre.	Perd son odeur et sa saveur lorsqu'on le solidifie par la magnésie.

(2. Comment se fait-il que, si peu capable de modifier, au moins d'une manière apparente, les tissus vivants qui possèdent des propriétés chimiques si faibles, l'acide prussique ait sur les animaux une puissance d'action assez grande pour éteindre dans un instant tout principe de vie? Après le choléra, cet agent ne démontre-t-il pas combien peu est connue cette action nerveuse ou, si l'on veut, ces propriétés que la matière a reçues de son organisation?

(1) Ces feuilles contiennent, d'après M. Robiquet, de l'acide prussique et une huile volatile amère, autre que l'acide précédent.

NOMS.	ODEURS.	SAVEURS.	OBSERVATIONS.
Térébenthine.	Aromatique, forte, désagréable pour quelques personnes	Piquante, chaude, amère, désagréable, augmentée par la respiration.	Mise sur la pituitaire, pique un peu.
Poivre (piper nigrum) graines.	Aromatique.	Piquante, brûlante.	La poudre respirée sèche lorsqu'elle est mouillée par le mucus des narines, ou cette substance mâchée, excite vivement, par action locale, la pituitaire et l'intérieur de la bouche.
Castoréum (1).	S. g. aromatique.	Nulle.	
Musc.	S. g. aromatique, forte jusqu'à l'amertume.	Id.	L'intensité de l'odeur est telle qu'en goûtant cette substance, il est difficile de ne pas lui supposer une saveur amère, désagréable ; mais en fermant les narines, la saveur amère disparaît.

(e) Voyez dans *Journal de Chimie médicale*, t. VIII, p. 85. Les expériences que j'ai faites sur le Castoréum.

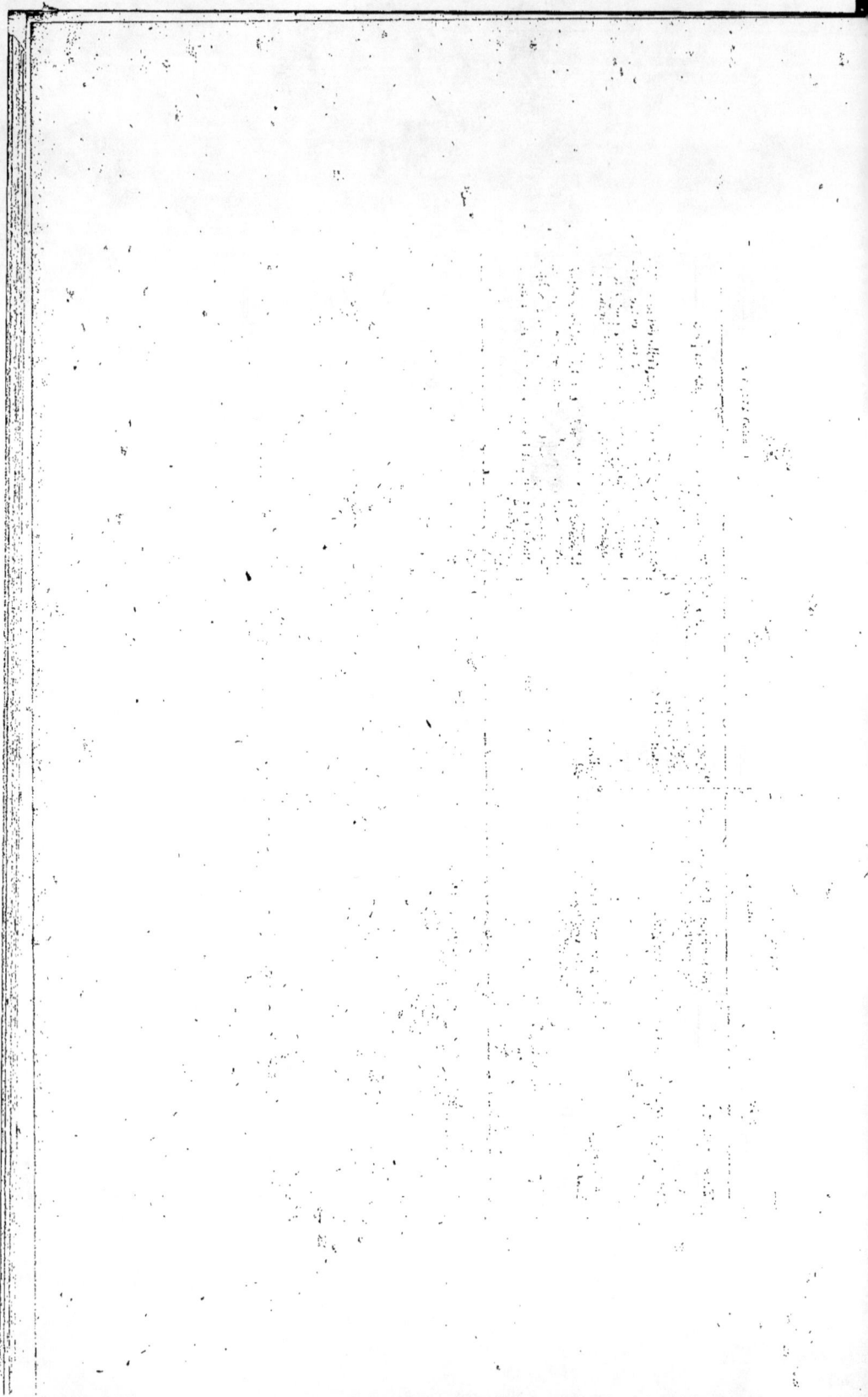

EXPLICATION DU DESSIN.

Fig. I. Face inférieure du crâne d'une Musaraigne, de grandeur naturelle; la mâchoire inférieure, les muscles et une partie des os formant la base du crâne étant enlevés, les nerfs cérébraux sont vus avec leurs dimensions et leurs rapports naturels (Dessin fait à la loupe.)

Fig. II. Est semblable à la première, seulement les dimensions de ses parties sont triplées : *œ* œil, avec ses nerfs, ses muscles, et le tissu cellulaire sur lequel l'œil est appuyé. 2. nerfs optiques. K. chiasma. 5. *S*. Nerfs de la 5e paire, maxillaire supérieur; 7 *D*e, Portion dure de la 7e paire. 7. *M*e. portion molle ou auditive de la 7e paire. 8. huitième paire, 9. neuvième. *P*. divisions de la 5e paire, se rendant aux bulbes des poils de la moustache. W. N. rameau nasal de l'ophthalmique de Willis, se rendant à l'extrémité du museau.

Fig. III. Nerfs et muscles de l'œil très grossis. 5. cinquième paire, coupée et soulevée pour laisser apercevoir les nerfs qui passent entre elle et la base du cerveau. 6. sixième paire. 2. nerf optique. 3. troisième paire. 5. *M inf*e. nerf maxillaire inférieurs. 5. *M. sup*e. maxillaire supérieur. W. P. rameaux de l'ophthalmique de Willis se rendant aux paupières. W. N. rameau de l'ophtalmique de Willis, destiné à la glande lacrymale. W. N. rameau nasal. M. muscles. T. tissu cellulaire placé derrière l'œil et entre ces muscles.

Fig. IV. Profil de l'œil de la Musaraigne, grandeur naturelle. *OE*. œil. (Dessiné à la loupe.)

54

Fig. V. OEil du même animal, vu de face. (Dessiné à la loupe.)

Fig. VI. Partie osseuse de la tête de la Musaraigne, vue de côté. Z. rudiments de l'arcade zygomatique.

Fig. VII. Face inférieure du crâne d'une Taupe de grandeur naturelle. La mâchoire inférieure, les muscles; les os formants la base du crâne sont enlevés jusqu'au niveau du bord postérieur de la voûte palatine, pour laisser voir l'origine des nerfs cérébraux, avec leur disposition et leurs dimensions. La loupe est nécessaire pour distinguer ces parties sur l'animal.

Fig. VII. Semblable à la première, seulement les dimensions sont doublées. *œ.* œil avec ses nerfs, rendus visibles par l'absence du faisceau musculaire conique, et du tissu cellulaire qui les environnaient. 2. nerfs optiques. *K.* chiasma. 5. cinquième paire. 7. *D*° portion dure de la 7° paire. 7. *M*°. portion molle. 8. huitième paire. 9. neuvième. *C. tuber cinereum.* *P.* nerfs allant aux moustaches. G. nerfs allant au groin; P et G sont des divisions du nerf maxill. sup'.

Fig. IX. Nerfs de l'œil très grossis. *œ.* œil. 5. *M. S.* cinquième paire, branche maxillaire supérieure. 5. *M. inf.* maxillaire inférieur. 2. deuxième paire. *W. L.* nerf lacrymal. *W. P.* nerfs palpébraux. *W. C.* nerfs *ciliaires* de Carus, au milieu desquels se trouve le nerf optique. Ces nerfs *ciliaires* ont une origine séparée de l'ophtalmique fournissant le rameau nasal, *W. N.*; *W*°*E.* nerf non suivi.

La figure IX bis indique la manière dont le nerf optique, à la sortie de son canal osseux, passe en J entre les nerfs *ciliaires* découverts. 6. sixième paire. *V* veines. *C. tuber cinereum.*

Fig. X. OEil de Taupe, grandeur naturelle; autour de

l'œil, est un espace où les poils sont si peu apparents qu'ils paraissent manquer.

Fig. XI. Face inférieure du cerveau de la Taupe. *C. M.* lobe moyen du cervelet. *C. L.* lobes latéraux du cervelet. *O.P.* nerfs optiques. *O. L.* nerfs olfactifs. 5. cinquième paire. *R.* moelle épinière. *A.* moelle allongée. *P.* protubérance annulaire. T. saillie du lobe latéral du cerveau.

Fig. XII. Face supérieure du cerveau de la Taupe. C. M. lobe moyen du cervelet. C. L. lobes latéraux du cervelet. O. L. lobule olfactif. R. moelle épinière.

Fig. XIII. Profil du cerveau de la Taupe. *C. M.* lobe moyen du cervelet. *C. L.* lobes latéraux. *O. L.* lobule olfactif. *R.* moelle épinière. *A.* moelle allongée. 5, cinquième paire.

Fig. XIV. Tête de squelette de la Taupe, vue de côté. *z.* arcade zygomatique.

Fig. XV. Est prise du traité élémentaire d'anatomie comparée de Carus, traduction de Jourdan, 1835, Tab. XIX f. XV. Cette figure représente une moitié de tête de la Taupe. La description qui suit est aussi de Carus. *a.* globe de l'œil. *b.* son muscle infundibuliforme. 2. rudiments du nerf optique. 5. nerf trijumeau. 5*. sa branche maxillaire supérieure. 5**. nerf du groin. *d. nerfs ciliaires. c.* une petite branche de ces nerfs qui parcourt un canal osseux. *e.* l'endroit ou le rudiment du nerf optique s'unit avec les nerfs *ciliaires* (1). *groin. *f.* lame cribleuse.

(1) On voit que Carus, et probablement Koch, cité par lui, n'ont pas suivi le nerf optique jusqu'à l'œil; au sortir du crâne, ils l'ont trouvé tellement soudé aux nerfs dits ciliaires, qu'ils n'ont pu l'en séparer; pour cela, il faut disséquer des fœtus de Taupe; alors, on voit que

Cette dernière figure a été ajoutée à mon dessin en décembre 1835, époque à laquelle j'ai pu avoir l'ouvrage de Carus. Néanmoins lorsque le 21 septembre 1835, je me suis fait inscrire à l'Institut pour lire mon mémoire, l'ouvrage de M. Serres (1) m'avait fait connaître l'opinion de Carus.

N. B. Les pièces anatomiques qui prouvent l'existence des nerfs optiques chez les Taupes et les musaraignes sont déposées au cabinet d'anatomie du muséum d'histoire naturelle de Paris.

chaque nerf, partant évidemment de la bande de réunion ou d'entre-croisement, va directement à l'œil, sans contracter de soudure avec les nerfs dits ciliaires.

(1) *Anat. comp*, t. 1, p. 550 et 590.

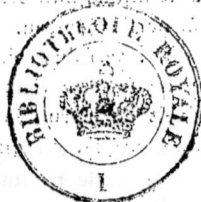

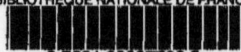

www.ingramcontent.com/pod-product-compliance
Lightning Source LLC
Chambersburg PA
CBHW070832210326
41520CB00011B/2222